漢方診療 ワザとコツ

織部和宏 著

漢方診療ワザとコツ

推薦文

織部和宏先生の新著書を祝う

　織部和宏先生は，九州地区の広い地域で漢方治療を指導している最高の教者です。此の度，長年の間専門誌に連続掲載された論文をまとめて一書を出版されました。

　先生は長年にわたって，東西の医学を研究研鑽され，特に日本の漢方医学，医療を深められました。

　その学才，学力と技術を以て，多くの難病患者を治療し回復させました。

　同時に先生は，漢方医学，医療を希望する多くの医師を指導教育し，多数の専門医師を養成しました。沖縄，九州周辺の広い地域にわたっています。

　先生の東洋医学に関する治効の広さには，小生など及ばないところです。

　この著書を広く推薦いたします。

2019年4月

山田　光胤

目 次

推薦文　山田 光胤 ………………………………………………………… i

序章　私と漢方　　　　　　　　　　　　　　　　　　　　　　1

第1章　症状からみる漢方治療　　　　　　　　　　　　　　9

かぜ・咳 ………………………………………………………………… 11
頭痛 ……………………………………………………………………… 29
不眠症 …………………………………………………………………… 35
皮膚疾患 ………………………………………………………………… 41
冷え症 …………………………………………………………………… 55
腹満と便秘 ……………………………………………………………… 62
下痢 ……………………………………………………………………… 80
膀胱炎様症状 …………………………………………………………… 96
ぎっくり腰 ……………………………………………………………… 101

第2章　方剤からみる漢方治療　　　　　　　　　　　　　　105

気虚の主方 ……………………………………………………………… 107
四物湯とその加減方 …………………………………………………… 114
痰飲証と二陳湯 ………………………………………………………… 120
四逆散の時代がやってきた …………………………………………… 125
加味逍遙散と抑肝散の違い …………………………………………… 135

駆瘀血剤について	149
エキス剤にない方剤をどうするか	154

第3章　漢方の味わい　165

『傷寒論』はウソをつかない	167
病名にこだわらない	173
腹診の技術を磨く	179
一味の加減	185
左と右と漢方薬	191
異病同治 ── 四逆散と桂枝茯苓丸を用いた4例	200
同病異治	205
裏寒の治療	208
併病について	213
「表の証」と「裏の証」	220
西洋薬にも証がある	225
NSAIDsの副作用と漢方薬	229
現代の口訣を追試する	235
食生活にも気配りを	240
私の愛読書 ──『中薬の配合』	244
あとがき	251
索引	252

序章

私と漢方

内科医としての限界を感じたとき

　私は現在，大分市で漢方専門の開業医をしている。今でこそ漢方一筋で診療をしてるが，初めから漢方に興味があったわけではない。神戸大学で学んでいたときには，放射線科の血管造影診断学を専攻し，主に膵臓の造影検査，他の消化器の内視鏡検査など，当時の先端の検査でいかに病変を発見するかに一所懸命だった。将来は研究者の道を進もうと思っていた。

　その後，九州大学温泉治療学研究所（現・生体防御医学研究所）に移ってからも神戸大学時代の放射線診断の技術を活かして膠原病やリウマチの研究をしていた。しかし，そこでは，外来医長・病棟医長としても実際に患者さんに向かい合っていくなかで，臨床に魅力を感じるようになっていった。

　大分赤十字病院に移ってからは，内科部長として日夜患者さんの検査と治療にあたっていたが，ある出来事があってから内科医としての限界を感じるようになった。きっかけとなったのは，ある40代の女性の患者さんである。咽が痞えて食欲がなく，急に痩せてきたといって受診された。消化器の検査では異常がなかったので，たいしたことではないと診断したところ，後日その患者さんが自殺未遂で救急搬送されてきたのである。それをみて，内科医として患者さんに何もしてあげられなかったことを悔い，身体を診て検査をするだけではなく，人間全体を診なければならないと強く自覚した。それからは，心療内科の勉強をするなど，いわば全人的医療をめざすようになった。

漢方の効果に驚く

　漢方に出会ったのは，私自身がひどいかぜを引いたことがきっかけだった．いろいろな検査をして，抗生物質や鎮咳剤などを飲んだが一向に効かず，咳が1カ月も続いて困っていたところ，漢方薬メーカーのMRから竹筎温胆湯を勧められた．半信半疑で飲んでみると，あれほどひどかった咳が2，3日で嘘のように止まり，漢方薬の効果に驚いた．

　そのMRから，小柴胡湯を慢性肝炎に使ってみるように頼まれた．そこで，数年以上GPTが高値であった慢性活動性肝炎の患者に投与してみたところ，3カ月後にはGPTが正常値となり，以後2年間の経過観察中も全く再燃しなかった．その後，慢性肝炎20例に小柴胡湯を投与して2年以上フォローアップした結果，著効例が30数％あった．今から思うと，この30数％の例はたまたま小柴胡湯の証に合ったものだったと考えられるが，証の診断もしないで3割も効いたということでもある．しかも難治例ばかりである．さらに病名投与で，過敏性腸症候群に桂枝加芍薬湯を処方して7割に効くという経験もした．

　また，高血圧症に黄連解毒湯などを用いた臨床試験も行ったが，ドラマチックに効くレスポンダーと全く効かないノーレスポンダーの2群に分けることができた．黄連解毒湯はある人には効果があっても，他の人は胃の調子が悪くなったり下痢をしたりして効果がない．少し勉強するうちに，後者は冷え症で虚弱であることがわかった．このことから，漢方をうまく使うためには，最低限，虚実と寒熱の見極めは必要だと思うようになった．患者さんの症状と漢方の適応をぴったり合わせる随証治療を学ばなくてはならないと思ったのである．

最初は文献を読んだり，講演会に参加したりしていたが，漢方の本当の力は講演会に参加する程度では身につかないことに気づいた。

日本漢方と中医学を学ぶ

そんな折，父が亡くなり，織部内科クリニックを開院するにあたって，漢方を中心とした治療を行いたいと思った。それにはもっと本格的に勉強しなければならないと考え，漢方界の著名な大家に教えを乞うことにした。矢数道明先生の弟子にあたる木下勤先生，薬系漢方の大家，渡辺武先生，大阪漢方の大家，山本巌先生などに長く教えていただいた。

1989年から2年間，ハルピン中医学院の趙育松先生（当時，九州大学生体防御医学研究所に留学中）に月1〜2回，当クリニックに来ていただき，中医学を学ぶようになった。それまで私は日本漢方を専門に勉強していたので，はじめは中医学の三部九候という脈診や舌診などによる弁証論治がよく理解できなかった。趙先生の厳しい指導を受けながら，同時に神戸中医学研究会の本で基礎理論を学んで理解を深めた。そうするうちに，中医理論に基づいて漢方薬を処方すると，効果が高いことを実感するようになった。

山田光胤先生に弟子入り

1991年からは，日本漢方の腹診術を身につけるために，金匱会診療所所長の山田光胤先生に弟子入りすることにした。気血水などの理論的基礎を学ぶには中医学のほうがよいが，臨床

的実際を会得するには腹診術は欠かせない。日本漢方では脈や舌も診るが，一番大事なのは腹診術である。

　山田先生の実際の診療は，まず脈と舌を診て，全身をていねいに診てから腹診を行う。非常にソフトなタッチで，患者さんに苦痛を与えない。むしろ手を当ててもらった患者さんが気持ちよいという感覚を持つような腹診である。西洋医学の腹診とは全く異なる漢方独特の診察法に非常に感動した。また，山田先生からは病状を感じ取る手の感覚を研ぎ澄ませていく必要があることを教えていただいた。

　大分に戻って，その診察法を試してみると，患者さんが気持ちよさそうな顔をしてくれるようになった。腹診所見に基づいて処方をした漢方薬の有効率も上がっていった。

　山田先生の腹診の真髄は，患者さんを診察しながら同時に治していくことである。患者さんのお腹を診て所見をとり，その所見に合う代表的方剤を鑑別診断しながら，最終的に方証相対で方剤を絞り込んで決定する。中医学でも名医といわれる人は脈診と舌診だけで方剤を決めることがあると思うが，人によってセンスや感覚の差もある。私にはお腹のほうが情報を得やすいので，いまは腹診を中心に方剤を決めていくようにしている。日本漢方をベースに，中医学的な診察の方法論や薬効分類を取り入れて診療することで，『傷寒・金匱』の方剤を使う場合でも幅広い応用ができると思っている。

古典を読む

　山田光胤先生への弟子入り前には，山田先生の義父，大塚敬節先生が書かれた『傷寒論解説』と『金匱要略講話』を何回も

読んで暗記するようにした。

　山田先生からは，『傷寒論』と『金匱要略』を縦糸・横糸として考えること，方剤を具体的に使うためには，尾台榕堂の『類聚方広義』を勉強するとよいことを教えていただいた。特に『類聚方広義』の頭注には，臨床医ならではの示唆に富むアドバイスがたくさん書かれており，臨床経験を積めば積むほど，その頭注のすばらしさがわかってくる。

　浅田宗伯の『勿誤薬室方函口訣』や，和田東郭の『蕉窓雑話』『蕉窓方意解』なども示唆に富んだ内容を含んでいる。やはり江戸時代の原典を一度は読む必要があると思う。

後進を育てる

　山田先生の下で10年学んで，ようやく他人に教える余裕ができ，2002年に「織部塾」を開塾した。塾では，中医学と日本漢方のどちらも学ぶことを勧めている。西洋医学の専門科でも人によって向き不向きがあるように，中医学と日本漢方も感覚に個人差があるので，一度は一通り全部修めて，自分に向いているほうを選択し，漢方専門医になるためにしっかりその道に励むことが大事である。

　織部塾は3年で卒業できるようなプログラムで，最初の3年間は尾台榕堂の『井観医言』，次の3年は和田東郭の『蕉窓雑話』，現在は原南陽の『叢桂亭医事小言』を読みながら，私が講義を行っているが，やっと本の後半に入ったところである。そのほかに中薬学講義や塾生発表なども取り入れて，力がつくようにしている。すでに30名近くが塾を卒業し，それぞれが各地域で独立して漢方治療や勉強会の講師として活躍している。

序章　私と漢方

　私は現在，大分大学医学部臨床教授として，学生にも漢方を教えている。そこでの役割は，まず学生に漢方のすごさを見せ，漢方に興味をもってもらうこと。彼らの脈や舌を診て，既往歴や現在のからだの状態などを言い当てるとみんな驚いた顔をする。卒業後すぐに漢方を勉強したいという学生もいるが，まず西洋医学を十分に学んだ上で各科の専門医を取得し，臨床で困ったときに漢方を思い出してほしいと思っている。西洋医学も漢方医学も中途半端ではいけない。

　私の経験からは，漢方の学習法としては，自分で勉強するだけでなく，よい師匠についてテクニックや考え方を教えてもらうのが一番上達の近道であるといえる。

　私が師と仰ぐ山田光胤先生は，何歳になっても，いつでも輝いている。それは，漢方は死ぬまで勉強が必要な実践的学問であって，日々少しずつ進歩していくからである。一生涯，医師を続けていこうとするならば，漢方は大変やりがいのある領域，一生勉強するに値する領域だと思っている。

第1章
症状からみる漢方治療

かぜ・咳

かぜにも陰陽がある

　感冒初期を治療する際には，西洋医は同じような薬を使用することが多いと思われるが，漢方の場合は陽病と陰病に分けて処方を決めている。太陽病で発症したのか少陰病として発症したのかの鑑別が大事であり，それで投薬する漢方薬が全く違ってくるからである。
　症例を呈示する。

症例1　桂麻各半湯および麻黄附子細辛湯を用いた例

患者：33歳，女性。
主訴：喉のイガイガ。
現病歴①：2003年8月17日，当院を受診。前日より悪寒・発熱・頭痛・全身の関節痛・咽頭痛・軽度の咳嗽あり。身体（特に上半身）と顔がほてって熱い。顔面もやや赤く，咽頭発赤あり。体温は37.4度。脈浮やや弱。太陽病期の虚実間証と診断し，桂麻各半湯エキス（麻黄湯＋桂枝湯）を投与した。3日間で治癒した。
現病歴②：2004年10月14日来院。昨日より喉のイガイガ・水様性鼻汁・軽い咳が出始めた。「身体が寒くて辛く，横になっていたい」と青ざめた顔で言う。咽頭発赤あり。体温37.4度。脈沈細。

治療経過：直中の少陰とみて麻黄附子細辛湯エキス7.5g／日分3を投与して治癒した。

コメント：本例は，前回は顔色が赤い・熱感がある・脈浮より，陽証のかぜと考えられた。それに対して，今回は顔色が青白い・身体が寒い・辛くて横臥したい・脈沈細より，陰証のかぜと判断した。

さて，同じ人が病名は同じ「かぜ」と診断されても，季節や外邪の強弱，性質，そしてそのときどきの体調によってその場に現れる生体反応はさまざまである。一見実証の人が必ずしも麻黄湯証や葛根湯証になるわけでもないし，また虚寒の体質の人が麻黄附子細辛湯や真武湯の証になるとは限らない。診療にあたっては，常に現在の証を的確に把握して処方を選ぶ必要がある。さらに「将息」（しょうそく）（症状を考慮して薬の分量・服薬の時間・食事の内容などをよく加減調節すること）の指導も漢方薬の服用とともに大きなポイントになる。

発症のきっかけに注目する

症例2　麻杏薏甘湯を用いた例

患者：40歳，男性。

現病歴：日頃は元気で体格のよい男性である。12月，寒い中をサッカーをして汗びっしょりになったが，その後控えに回って非常に体が冷えたという。夕方帰宅後，急に寒けがして高熱が出現。全身の関節，特に腰や膝がすごく痛むようになり，翌朝来院した。

現症：脈浮やや緊で，太陽病期の虚実間証と思われた。

治療経過：麻杏薏甘湯エキス剤を処方し，2包で諸症状がすべて改善した。

コメント：本例は一見，麻黄湯証や麻黄加朮湯証のように思えるが，本病態の誘因すなわち発症に至るきっかけが前2方との鑑別点になった。

どういうことかと言えば，『金匱要略』の「痙湿暍病脈証治」で，「病者一身尽く疼み，発熱，日晡所劇しき者は風湿と名づく。此病は汗出でて風に当るに傷られ或いは久しく冷を取るに傷れて致すところなり。麻黄杏仁薏苡仁甘草湯を与ふべし」とあり，本例が発症した機序とまさしく一致するからである。

吉益東洞はその著，『類聚方』の中で役に立たないと思われる箇所を『 』で括っている。麻杏薏甘湯も「此病……致すところなり」が『 』で括られている。本当に不必要であろうか。

吉益東洞や著者の師事している山田光胤先生のような名人位の方はともかく，日常臨床に際してはどうしてそのような病態になったか，発症機序を含め，また漢方薬の効果をより一層高めるために，将息の仕方も当然大事であり，一字一句おろそかにせず，ていねいに勉強しておく必要がある。

胃腸の弱い人のかぜに香蘇散

インフルエンザ等の高熱や全身の筋肉痛をきたす状態を漢方では「傷寒」といい，麻黄湯や大青竜湯など麻黄の入った発汗力の強い方剤が使用される。それに対して，鼻かぜ等の軽い感冒は『傷寒論』では「中風」と定義され，桂枝湯や桂枝加葛根

湯を使用することになっている。

　西洋医学では普通，感冒に対して非ステロイド性抗炎症薬や抗ヒスタミン薬などを配合した総合感冒薬が使用されている。体力のある人ならばそれでよいが，なかには眠気や口渇を生じたり，胃が悪くなる人がけっこういる。

　その点，桂枝湯などは眠気はなく，比較的胃にやさしいので，いわゆる虚証者用の感冒薬として患者さんに好評である。しかし桂枝湯でも胃にくる人がいる。漢方でいうと脾胃虚の強い人である。そんな方におすすめなのが香蘇散である。

　香蘇散の出典は，宋代に編纂された『和剤局方』巻の二，治傷寒附中暑「紹興続添方」である。原文は「四時の瘟疫，傷寒を治す」とはなっているが，構成生薬が香附子・蘇葉・陳皮・甘草（炙）に現在は生姜を加えたものなので，インフルエンザなどの傷寒にはパワー不足である。

　そのため，現在は矢数道明先生が『臨床応用漢方處方解説』（創元社）で述べているように「胃腸の弱い，心下に痞えがちな，気の滞りのある人の感冒」に頻用されている。

症例3 軽い頭痛・鼻水・寒け

患者：40歳，女性。
主訴：軽い頭痛と鼻水，軽い寒け。
現病歴：2日前より外が寒くなり，少し冷えたのか急に水様性の鼻水が出て軽い頭痛と悪風が生じた。項背の強ばりはない。以前このような状態に対して服用した葛根湯で胃が悪くなり，動悸と不眠をきたしたことがあり，また非ステロイド性抗炎症薬や抗ヒスタミン薬などを配合した総合感冒薬では，

口乾・眠気・ふらつき・脱力感を生じたことがあったので，今回は自分に合った漢方薬を求めて来院したという。元来が冷え症で胃腸が弱い体質とのこと。

現症：やや痩せ型で色白。身長155cm，体重47kg。血圧110／72mmHg。脈は浮弱。舌は偏淡，胖で歯痕あり，薄白滑苔。腹診では腹力が弱く，心下の痞え・胃内停水を認めた。

治療経過：虚弱体質で冷え症の人の感冒の初期である。まず病期では太陽病か直中の少陰か，すなわち麻黄附子細辛湯証との鑑別にある。少陰病であれば脈は沈微細であり，わりと悪寒が強く「ただ寐んと欲す」と『傷寒論』の条文にあるように，身体を辛がって，できたら横になっていたがるが，本例は脈浮であり，そこまでは辛がっていないことより太陽病の虚証と考えた。

そうすると，桂枝湯との鑑別になる。桂枝湯は，『傷寒論』太陽病に共通する特徴として「太陽の病たる脈浮，頭項強り痛み而して悪寒する」背景があり，さらに「発熱し汗出で悪風し脈緩なる者」，すなわち中風に対し「鼻鳴し乾嘔する者」に使用するのが原則である。また，腹診も稲葉克文礼著の『腹証奇覧』（大塚敬節・矢数道明解題，医道の日本社）では，右の上腹に拘攣があって上衝症状のある場合に適応があるので本例には合わないと考えた。

そこで香蘇散エキス7.5g／日分3を食前に投与した。3日後に来院した。「以前服用した薬と違って，この薬はすごくよい。何の副作用もなく気持ちよく服用できた。食欲も落ちず，眠くもならず，お腹もスッキリして気分もよい。こんなかぜ薬があるなんて漢方は素晴らしいね」とおほめの言葉をいただいた。

コメント：香蘇散は本例のように胃腸が弱く，他の感冒薬ではさまざまな副作用が出て服用できない人のかぜの初期だけでなく，多面的に使用できる方剤である。以下に，矢数道明先生の『臨床応用漢方處方解説』から引用する。

① 神経衰弱・ヒステリー等（気鬱の傾向のある神経質の体質者が，気分重く胸や心下部に痞えるというもの）。
　［筆者コメント］高齢者や胃腸の弱い人の軽症うつ病に使用する機会がある。

② 魚中毒。
　［筆者コメント］食あたりだけでなく，鯖などによる蕁麻疹によく効いている。

③ 腹痛（神経性の腹痛で，柴胡剤・建中湯類の奏効せぬもの）。
　［筆者コメント］これは和田東郭が『蕉窓方意解』で述べているが，私の経験では腹診では胸脇苦満のようにみえても打診すると上腹部は鼓音を呈することが香蘇散を選択する決め手となる。東郭は小剤といっているが，エキスの場合2倍量使用する方がよく効く。

④ 血の道症。
　［筆者コメント］加味逍遙散証のような多愁訴ではなく，見た目は大人しくて気の弱そうな人の気うつ傾向に適応する。

⑤ アレルギー性鼻炎・蓄膿症。
　［筆者コメント］麻黄剤が使えない胃弱の人に使用する。

長引く虚証のかぜに参蘇飲

　香蘇散と同様に，胃腸の弱いタイプの人の感冒がやや長引い

たときに，よく使うのが参蘇飲である。頭痛・鼻水・咽頭痛・咳・食欲不振があり，胃腸機能の低下で胃痛や下痢などが生じた場合によい。

　参蘇飲も出典は『和剤局方』である。巻の二，治傷寒附中暑「淳祐新添方」に「感冒にて発熱頭疼するを治す。或は痰飲凝結に因り兼ねて以て熱を為すに並に宜しく之を服すべし」とその適応が述べられている。

　その構成生薬は，陳皮・枳殻・桔梗・甘草・木香・半夏・紫蘇葉・葛根・前胡・人参・茯苓・生姜・大棗の13味である。ただし同じく宋の時代の『易簡方論』(王碩撰)では木香を除いてある。T社の参蘇飲エキスには木香が入っていないので，これに近いかもしれない（陳皮・枳実・桔梗・甘草・半夏・蘇葉・葛根・前胡・人参・茯苓・生姜・大棗）。また浅田宗伯の『勿誤薬室方函口訣』（『勿誤薬室「方函」「口訣」釈義』，長谷川弥人著，創元社）に載っている参蘇飲は，宋代であるが『鶏峰普済方』(張鋭撰) の方であり，人参・蘇木の2味からなり，主に産後の合併症に使用するので，混同しないようにする必要がある。

　主治および適応については，矢数道明先生の『臨床応用漢方處方解説』に，「四時の感冒，発熱頭疼，咳嗽声重く，涕唾稠粘，中脘痞満して痰水を嘔吐するを治す。中を寛め，膈を快くし，痰咳喘熱に効あり」「胃の弱い人で，葛根湯や桂枝湯が胸に痞えるという，感冒に咳嗽を兼ねたものによい」とある。

　私は，元来，脾胃気虚体質で日頃は四君子湯や六君子湯を処方したくなる，あるいはしているタイプの人がかぜを引き，香蘇散の時期を過ぎて，表証はまだ残っているものの半分は少陽病期に入っているような場合に使用すればよいと考えている。葛根湯合小柴胡湯加味の虚証用の方剤である。こういうタイプ

の人は麻黄剤はもちろんのこと，柴胡でも胃にくることがあり，それで前胡（セリ科のノダケなどの根）を柴胡にかえて使用していると考えられる。

　よって構成生薬をわかりやすく整理すると，六君子湯から朮を抜き，前胡・葛根・蘇葉・枳実を加味した内容である。

　T社の手帳には，以下のようにある（括弧内は筆者による）。

　胃腸虚弱の人（六君子湯タイプ）の感冒で，すでに数日を経て（香蘇散の時期はすでに過ぎて）やや長引いた場合に用いる。

1）頭痛，発熱（葛根・蘇葉・前胡），咳嗽，喀痰（半夏・桔梗）などを伴う場合。
2）心下部のつかえ，悪心嘔吐（六君子湯加枳実）などのある場合。

症例4　軽い頭痛・鼻水・喉の痛み

患者：36歳，女性。

主訴：軽い頭痛・鼻水・喉の痛み。

現病歴：日頃は胃腸が弱く，少し食べすぎたり，油っこいものや冷たいものを摂ると，腹痛・軟便が生じやすく，疲れやすさが慢性的にあるというので，六君子湯エキスを投与し，けっこう元気で過ごしていた。

　4日前，スーパーに買い物に行き，生鮮食品売り場が寒くて冷えたという。帰宅後，暖かくして休んだが，翌日から上記の主訴が出現。少し咳も出る。さらに食欲がなく，胃の具合が悪くて，むかつくという。

現症：身長157cm，体重48kg。血圧112/76mmHg。やや青ざめた顔貌。脈はやや沈細。腹診では腹力やや弱で胸脇苦満は

なし。心下痞鞕と胃内停水を認めた。
治療経過：以上より，参蘇飲エキス7.5ｇ/日分3を処方した。5日後に来院。服用した当日は38度の発熱があったが，翌日には解熱した。以後，日を追うごとに改善し，今はすっかりよくなったという。
コメント：私にこの参蘇飲を使うコツを教えてくれたのは師の山田光胤先生である。山田先生のアドバイスを披露する。
①六君子湯タイプの人のかぜで香蘇散の時期を過ぎ，やや長引いた場合によい。
②熱が高く，もっと症状がきつい場合，『傷寒論』の方剤では強すぎると思われるときには，前胡にかえて柴胡を使用するとよい。特に胸脇苦満を認めた場合である。

思い出深い竹筎温胆湯

　竹筎温胆湯は，私にとって大変思い出深い方剤である。今から30年以上前，私が大分赤十字病院の内科に部長として勤務していたとき，ひどいかぜを引いた。いろいろな西洋医学の止咳剤や抗生物質を服用したにもかかわらず，咳が2週間以上も止まらなかった。どうしようかと途方にくれていたところ，製薬会社のMRさんに奨められて飲んだのがこの竹筎温胆湯である。すると，なんと3回の服用で頑固な咳がきれいに取れ，漢方の効果に衝撃を受けた。あらためて漢方の力を見直し，本格的に勉強しようと決心した。以後，私は漢方一筋である。

　竹筎温胆湯の出典は，明の龔廷賢の『寿世保元』である。龔廷賢は，日本では『万病回春』の著者として有名である。『万病回春』では巻の二「傷寒」に「傷寒にて病後眠らざる者は心

胆虚怯するなり」と前置きがあり温胆湯の次に出てくる。

　竹筎温胆湯の使用目標としては「傷寒にて日数過多して其の熱が退かず，夢寝寧からず。心驚恍惚，煩躁して痰多く眠らざる者を治す」とある。

　構成生薬は，半夏・柴胡・麦門冬・茯苓・桔梗・枳実・香附子・橘皮（陳皮）・黄連・甘草・人参・竹筎の12味であるが，生姜・棗を加えて水煎して服す。

　Ｔ社の手帳には，効能又は効果として「インフルエンザ，風邪，肺炎などの回復期に熱が長びいたり，また平熱になっても気分がさっぱりせず，せきや痰が多く安眠が出来ないもの」と記載されているが，この方剤の適応として一番イメージしやすい。

　山田光胤先生著の『漢方処方応用の実際』では，他に「この際，精神不安や心悸亢進があったり，意識がはっきりしないことがある」あるいは「小柴胡湯の証に温胆湯の証を兼ねたような場合である」としている。

　では，温胆湯の証とはどんな内容であろうか。出典は『千金要方』で，構成生薬は，陳皮・半夏・茯苓・乾姜・甘草・竹筎・枳実。要するに二陳湯加竹筎・枳実であり，『万病回春』には「病後虚煩して臥すことを得ざるなり。及び心胆虚怯し事に触れて驚きやすく短気，悸乏，或いは復た自汗を併治す」とその適応が記載され，光胤先生の前掲の書では，「平素，胃腸の弱い人，あるいは高熱，大病のあとで胃腸の機能が衰えた人などが元気を回復せず，気が弱くなって些細なことに驚いたり，少しのことで胸さわぎし，息がはずんだり，動悸がしたりし，気分が憂うつで，夜はよく眠れない。また，たまたま眠れば夢ばかりみていて，起きてから熟睡感，睡眠による満足感が少しもなく，自然に汗がでたり，盗汗，寝汗があったり，頭から汗が出やす

かったりする」と述べられている。

　要するに竹筎温胆湯は，小柴胡湯の証と温胆湯の証を併せたような病態に使用すればよいわけである。であるので，感冒やインフルエンザ等が長引き，微熱や痰の多い咳が日中はもちろん，特に夜激しくて安眠できない場合だけでなく，びっくりしたり怖い経験をしたりしてなんとなく不安で気持ちよく眠れないときにも使用できるということである。

症例5　夜に悪化する咳と痰

患者：60歳，男性。

主訴：特に夜ひどくなる咳と痰。

現病歴：10日前にインフルエンザに罹患した。近所の医院を受診し，オセルタミビルを処方された。それを服用したところ，翌日には解熱したが咳が残った。鎮咳薬とクラリスロマイシンを服用したが，咳が特に夜間ひどくなり改善しないといって漢方治療を希望して来院した。

現症：身長170cm，体重64kg。血圧130／78mmHg。脈は沈弦。舌はやや紅舌・白苔。腹力は中等度で右に胸脇苦満を認めた。

治療経過：病位・病期は少陽病の虚実間と思われた。特に夜間にひどくなる咳で痰を伴い，そのため安眠ができないという点より，竹筎温胆湯エキス7.5g／日分3（朝・夕・就寝前）を服用させることにした。1週間後来院。服用2日目頃より咳の頻度は著明に減り，4日目には痰も咳もほぼ消失したが念のため，7日分全部飲み切り，現在は完全に元に戻ったという。

考察：竹筎温胆湯を使用する機会はけっこう多い。上記のよう

な長引いた気管支炎以外に私がよく使用するのは，びっくりしたり怖い思いをしたりしたのをきっかけにして気持ちが不安で落ち着かず，なんとなく胸がモヤモヤして居ても立ってもおられないとき，つまり肝っ玉が冷えたときである。冷えた肝っ玉を温めるので温胆と命名されたのだと理解している。Post Traumatic Stress Disorder（PTSD）に対しても帰脾湯と合方して処方するとよく効いている。

最後に，山田光胤先生の口訣を紹介する。

「小柴胡湯を投与したくなる位の人の咳，痰で，なんとなく不安そうで，いつまでも咳や痰が出て安眠できない人によい」

加味逍遙散証の人のかぜに滋陰至宝湯

漢方薬の適用を知るためには，その処方の出ている原典にあたるのは当然のことであるが，それだけではなかなか具体的に活用する上でのイメージが湧かないことがある。『傷寒・金匱』の方剤の場合は，構成する生薬の数が比較的少なく，また条文も明解であることが多いので，尾台榕堂の『類聚方広義』などを参考にすると比較的理解しやすい。しかし，それ以外の後世派の方剤は構成生薬の数が多いだけに使うポイントが，なかなか飲み込めないことがある。

滋陰至宝湯は，後世派の方剤のひとつであるが，構成生薬をみると，香附子・柴胡・地骨皮・芍薬・知母・陳皮・当帰・麦門冬・白朮・茯苓・貝母・甘草・薄荷からなっており，具体的にどう活用したらよいか，さらに腹証はどうなのかわかりにくい。

出典は『万病回春』（龔廷賢著）で，婦人の諸病について書かれている巻の六「虚労」に，逍遙散の条の次に記載されている

ことから，この方剤は逍遙散と非常に関連が強いということが理解できる。

適応は，条文に以下のように書かれている。

「婦人諸虚百損，五労七傷，経脈調わず，肢体羸痩するを治す」「此の薬は専ら経水を調え」，要するに生理不順に使えるということである。

「血脈を滋し虚労を補い，元気を扶け，脾胃を健やかにし，心肺を養い，咽喉を潤し，頭目を清くし，心慌を定め，神魄を安んじ」は，女性の不安神経症の精神安定剤としても使えるということである。

「潮熱を退け，骨蒸を除き」の次がかぜその他が原因となる気管支炎への応用で，「喘嗽を止め，痰涎を化し，盗汗を収め」云々である。また逍遙散とともにその前提として「虚労，熱咳，汗ある者に使用する」とある。

この条文から，この方剤の現代的適用を明確にイメージすることは特に私のような凡才には難しい。

こんなときに役に立つのが口訣である。意外に思われるかもしれないが，T社の手帳には各方剤の参考（使用目標＝証）にその口訣が大変わかりやすく書かれている。また，山田光胤先生の金匱会診療所での診察に陪席させていただいたときに，先生がこの処方を出されたことがあり，「日頃は加味逍遙散を投与していたり，投与したくなるタイプの人が，例えばかぜを引いて，いつまでも咳が長引くようなときに使うんだよ。腹診所見も加味逍遙散とほぼ同じだよ」と教えていただいて，初めてこの方剤のイメージが出来上がった。

以後，この方剤を使用する機会も多くなり，的中率も高くなった。

症例6　長引く咳嗽と黄色痰

患者：50歳，女性。

主訴：長引く咳嗽と黄色痰。

現病歴：多愁訴の人で，2年前より，ほてり・のぼせ・急にくる上半身の発汗・イライラ・不安などに対して加味逍遙散を投与し，比較的順調な経過を辿っていた。ところが2週間前，かぜに罹患した。当初，市販の感冒薬を服用するも改善せず，近所の呼吸器科を受診。気管支炎といわれ，抗生物質と鎮咳薬を処方されたが，全く効果がないどころか動悸がして手が震え，なんとなく気分が落ち着かず眠れなくなったといって来院。プロカテロール塩酸塩とテオフィリンが処方されていた。

現症：身長157cm，体重52kg。血圧132／84mmHg。脈は右は細，左は弦でやや数。舌はやや紅で胖・歯痕・白苔。腹診では腹力やや弱く，右に胸脇苦満，心下痞鞕・臍上悸・腹直筋軽度の拘攣，右下腹に瘀血と思われる圧痛。振水音あり。

治療経過：もともと加味逍遙散を投与していた方で，2週間前より続く咳と黄色痰があり，この証の特徴として西洋薬には過剰というか敏感に反応することが多いので，「これしかない」と思い，滋陰至宝湯エキス9.0g／日分3を処方した。

　1週間後に来院。服用翌日には動悸と不安がおさまり，2日後には咳と痰が少しずつ軽くなった。3日目の夜はよく眠れた。その後みるみる改善し，現在は咳と痰もほとんど出なくなり，気分もとてもよくなったという。あと4日分投与して廃薬とし，その後は元の加味逍遙散を服用させている。

コメント：T社の手帳の「効能又は効果」では，「虚弱なもの

の慢性の咳・痰」となっているが，口訣としては「加味逍遙散タイプの人がかぜなどを引き，いつまでも咳と痰が長引くときに使用する」と覚えておくとよい。もちろん，神経質で虚弱な男性にもよく効いている。

また，多愁訴の女性に加味逍遙散を処方したが，いまひとつ効果がないときに，滋陰至宝湯に切り替えると意外と効くことがある。香附子が入っているためだと思われる。特に食欲不振や全身倦怠感，寝汗が目立つときなどである。

ちなみに香附子の効能として『中医臨床のための中薬学』（東洋学術出版社）には，「効能と応用」として「理気解鬱と調経止血」と記載されている。

肺中冷の長引く咳に人参湯

症例7　1カ月以上続く咳

患者：33歳，女性。

主訴：1カ月以上続く咳。

現病歴：X年1月10日，寒い中，薄着で外出してすごく冷えた。感冒の初期に比較的よくみられる鼻水・頭痛などの症状は市販薬で止まったが，その後特に外で寒気に触れると出る乾性咳嗽が1カ月以上も続いている。2月13日に来院した。元来冷え症で，尿が薄くて近く，出る量も多い。特に薄い唾液が多い。涎が出そうになる。

現症：身長157cm，体重50kg。血圧112/78mmHg。脈は沈細。手足は冷たく，腹診で心下痞鞕があり，按じて冷たく感じられた。

治療経過：「肺中冷」で甘草乾姜湯の適応と考えた。『金匱要略』の原文は「涎沫を吐しても欬せざる者」とはなっているものの，過去の私の経験より咳は出ることがけっこうある。腹診で認められた心下痞鞕の所見より，甘草乾姜湯の方意も中に含まれている人参湯をエキス剤で7.5g／日分3処方した。

2日後来院。咳と冷えは初診時の10分の3ぐらいとなった。2週間後には咳は全く出なくなり，今度は手足の冷えを治してほしいというので，現在は当帰芍薬散に変更している。

コメント：肺中冷については『金匱要略』肺痿肺癰欬嗽上気病篇に「肺痿，涎沫を吐して欬せざるは，その人渇せず，必ず遺尿し，小便数なり。然るゆえんは上虚して下を制すること能わざるをもっての故なり。これ肺中冷たり。必ず眩し涎唾多し。甘草乾姜湯をもってこれを温む」と述べられている。とはいうものの，さて肺中冷は肺痿の一種とみなしてよいのだろうか。なぜならば同書の定義に「熱上焦に在れば欬により肺痿となす」とあり，そうなった原因としては「あるいは汗出づるにより，あるいは嘔吐するにより，あるいは消渇，小便利すること数なるにより，（中略）重ねて津液を亡す」とあるので，細菌感染等による実熱ではなくて，種々の原因で津液を失ったことによる虚熱で燥の状態にあると思えるからである。

一方，肺中冷は肺の虚寒状態と考えられるので，定義とは違うように思えるが，臨床上は肺中冷が肺痿であるかどうかは問題ではない。こういうと，識者に怒られるかもしれないが，要はこのような病態に対して甘草乾姜湯で体の中を温めてやれば改善するということである。

私は体質的に虚証で冷え症の人が，外寒で体が冷えたり冷たい空気を吸ったりしたのをきっかけに水っぽい鼻水や痰が

出ていつまでも続き，特に日頃から希薄な唾液がいっぱい出て，尿も近くて薄く量も比較的多い傾向がある場合に，たびたび使用して著効を得ている。

　甘草・乾姜の入っている方剤としては，人参湯のほかに小青竜湯・苓姜朮甘湯・苓甘姜味辛夏仁湯がある。いずれも西洋薬にはない効果を発揮するので，知っておくと大変便利である。

腎性の咳嗽

　『黄帝内経素問』の咳論篇に「黄帝問いて曰く，肺の人をして咳せしむるは，何ぞや。岐伯対えて曰く，五蔵六府はみな人をして咳せしむ。独り肺のみに非ざるなり」「腎咳の状は，咳すれば則ち腰背相い引きて痛み，甚だしければ則ち咳涎す」とある。

　これは，老人性の頑固な咳を治療する際に『傷寒論』や『金匱要略』の肺痿肺癰欬嗽上気病篇や痰飲欬嗽病篇の方剤で効果が不十分であった場合，二の手，三の手として頭の中に入れておくと有用であるケースがあるということである。

　そこで，腎性咳嗽とみるポイントは，①高齢者，②深く息を吸い込めない（中医学では腎は納気を主る），③咳をすると腰に響いたり，失禁したりすることがある，④一般的な腎虚の症状がみられる，などである。

　治療としては八味丸料をベースに考えるが，随伴する虚熱および虚寒症状により，六味丸料・牛車腎気丸料を弁別する。単独でもけっこう効果はあるが，いまひとつの場合，エキス剤なら麦門冬湯・苓甘姜味辛夏仁湯などを合方すると，さらによい。

症例 8　気管支拡張症・気管支喘息に八味地黄丸料加味を用いた例

患者：85歳，女性。

現病歴：数年前より続く慢性の咳嗽で大病院の呼吸器科で気管支拡張症・気管支喘息と診断され，毎日ツロブテロール塩酸塩テープを貼り，デキストロメトルファン・テオフィリン・モンテルカストナトリウム等を服用しているが，全く効果がないといって，X年10月20日に来院した。口が乾く。腰と膝が悪い。咳をすると腰に響く。息が深く吸えない。

現症：身長156cm，体重56kg。血圧120／80mmHg。腹力中等度で少腹不仁を認めた。

治療経過：西洋薬の効果がないのと，漢方的診察所見より腎性咳嗽と考えた。そこで煎じ薬で八味地黄丸料加麦門冬・五味子・人参・杏仁を処方した。2週間後，夜の咳はほとんど出なくなった。1カ月後，咳は全く出なくなった。腰や足のだるさも改善した。今度は膝を治してほしいというので，前方に防已黄耆湯を追加したところ，1カ月後にはそちらもよいという。その後，半年間服用させ，全ての症状がよくなったというので廃薬とした。

コメント：『黄帝内経素問』咳論篇に「五蔵六府みな咳をなす。独り肺のみにあらず」とある。

最近は逆流性食道炎の随伴症状のひとつとして，のどのイガイガや咳が注目されている。

潜在性心不全から生じる夜間の咳もある。ACE阻害剤によるものもある。主訴は咳であっても，それを起こす原因はさまざまであるということである。

頭痛

西洋医学的な難治例

　持病で片頭痛のある人がよく「片頭痛がない人にはとてもこの辛さと痛さは理解できない」という。たしかに私にはそれがないので医学的な病名としてしかわからない。特に片頭痛は前兆（アウラ）があるそうで，それから激しい頭痛発作が起こり，場合によっては悪心，ときには嘔吐することがある。

　最近はトリプタン系の薬が特効薬として頻用されている。ただし，薬価が非常に高いうえ，使用する際に種々の注意事項がある。例えば以前よく使用されていたエルゴタミン製剤とは併用禁忌である。また，精神科等の専門医でない医師でもうつ病等によく処方しているSSRIは，トリプタンの作用を増強するので併用は注意を要するなどの制限があり，なかなか気楽には使用しづらい[1]。

　いわゆる習慣性頭痛は一次性の場合，西洋医学的には片頭痛・緊張型頭痛・群発頭痛に分類されている（「国際頭痛分類第3版」ICHD-3β）。習慣性頭痛のガイドライン等での治療法はいたって単純で，トリプタン系薬剤・非ステロイド系鎮痛薬・筋弛緩薬を用いる。場合によっては抗てんかん薬のバルプロ酸ナトリウム等を使用することになっているが，当院を受診する患者はそれらでうまくいかない，西洋医学的には難治例ということになる。

しかし，そのような症例でも，漢方医学的には薬方の証がはっきり出ている場合がある。例えば水滞や寒の絡んだ病態は，西洋医学的にはどうにもできない領域だが，漢方医学では対応しやすい。いくつかの症例を提示して，漢方の具体的活用について述べることにする。

症例1　五苓散を用いた例

患者：51歳，女性。

主訴：雨や曇りの日の頭痛。問診表の主訴と，なんとなく腫れぼったい顔面を見た瞬間，五苓散の適応と思ったが，一応型通りに現病歴を確認した。

現病歴：昨年転勤で大分に引っ越しし，その際腰を痛めたが，鍼治療で少しずつよくなっている。また生理は遅れがちで，ときどき産婦人科を受診しホルモン剤を服用している。昨年4月から，特に雨や曇りの日に襲ってくる激しい頭痛を漢方でなんとかしてほしいといって来院した。問診では体全体のむくみ感，口渇があり水を飲みたくなるが，そのわりには尿の出が悪い。そして汗が出るという。頭痛は気圧の変動時に特にひどくなり，ムカムカして吐くことがある。ただし手や足の冷えはない。

現症：身長155cm，体重53kg。血圧は160/106mmHgであるが，今のところ，治療していない。父は高血圧症で治療中。脈は沈弦滑。腹力は中等度で，臍上に腹部大動脈の拍動を触知した。胃内停水（＋），足頸部に軽度のむくみ。

治療経過：迷わず五苓散エキスを投与した。2週間後に来院。服用後，数時間して急に尿が出るようになり，それにつれ頭

痛がみるみるうちに軽減したという。そろそろ梅雨に入るので継続服用を指示した。以後，12カ月後の現在に至るまで頭痛も吐き気もなく，むくみも消え，快適に過ごしているという。「先生に言ってなかったが，頻繁にあっためまいもなくなった」との報告が追加された。患者から「先生，漢方は不思議ですね。五苓散だけで私の持病がすべて消えるなんて！」と驚かれた。

コメント：水毒に対し，西洋薬にはピタッと効く薬剤はないと思う。五苓散はフロセミドやスピロノラクトン等の利尿薬とは違う機序で効き，応用範囲はとても広い。またNSAIDsが効きにくい腰痛症は，水毒が背景にある場合があり，五苓散が効くことがある。いまひとつ効果がみられない場合は，防已黄耆湯を合方するとよい。

また，疝が関係する場合は浅田宗伯が『勿誤薬室方函口訣』で述べているように，「烏頭桂枝湯や当帰四逆湯を用いて一向に腰伸びず諸薬効なきに五苓散に茴香を加えて妙に効あり」が参考になる。

エキス製剤を使う場合は，安中散を合方する。私の経験では，この合方を使用する頻度はけっこう高い。

症例2　当帰四逆加呉茱萸生姜湯を用いた例

患者：34歳，女性。

主訴：特に生理前や天候不順時にひどくなる両こめかみの痛み。

現病歴：20歳頃，仕事を始めた。職場のタバコの臭いが嫌で，新鮮な空気が吸いたくて冬に暖房の効いた部屋から外に出た。しばらく寒気にさらされていたら，急に両こめかみがズキンズキンと痛くなった。あわてて部屋に戻り，暖かくして

いたらようやく治った。以後，生理前や天候不順時，そして外が寒くて体が冷えたときなどに，こめかみのひどい痛みが出るようになった。それが重症になると，からえずきし，場合によっては吐くという。その際には，手足が異常に冷える。

現症：身長158cm，体重46kg。血圧112/76mmHg。脈は沈細。顔はやや青白く，手足は触診で冷たく感じられた。腹診では，やや腹力弱，右に軽い胸脇苦満，臍上悸，両鼠径部に圧痛を認めた。この場合は，右胸脇苦満をどう考えるかがポイントである。つまり肝厥と判断すべきかということである。

治療経過：呉茱萸湯の適応を考え，特に寒にさらされるとひどくなるということなので，五積散や当帰四逆加呉茱萸生姜湯も鑑別の候補に考えたが，項背の強ばりもあったので，まず桂枝加葛根湯合呉茱萸湯をエキスで投与した。2週間後に来院。効果はいまひとつで，生理前になったらまた激しいこめかみの痛みがあったという。天候不順時に憎悪するというので五苓散を処方したが，やはり効果がなく，再度検討し直した。目からこめかみにかけての激しい痛み，鼠径部の圧痛があり，そして昔は冬によく凍瘡になったという。やはり寒が絡んでいる。さらに手足の冷えなどがあることから，厥陰肝経が絡んでいると考え，当帰四逆加呉茱萸生姜湯エキスに変方した。

2週間後に来院。生理前にもかかわらずドラマチックに効いた。「こんなに快適なのは久しぶり」との報告があった。以後，継続服用してきわめて快適である。

コメント：最初からこの方剤を出しておけばカッコよかったのにと，大変はがゆい思いをした。寒が絡んでいるということにポイントをおくべきであった。この方剤は大変応用範囲が広い[2]。

症例3 桃核承気湯を用いた例

患者：13歳，女性。

主訴：生理前の激しい頭痛。

現病歴：小学校5年で生理が始まった。生理痛がひどく，瘀血塊が混じる。小学6年より生理前3〜4日頃になると，ときどき激しい頭痛が起こり，人が変わったように怒りっぽくなったり，ひどいときは物を投げたりするようになった。生理が始まると嘘のように平静になる。便秘がひどく，便は10〜14日に1回。これらのことから，桃核承気湯の正証と思われた。

現症：身長149cm，体重46kg。脈は沈実。腹力は中等度で心下痞鞕，左下腹に瘀血と思われる著明な圧痛を認めた。

治療経過：桃核承気湯エキスを投与。服用後，毎日便が出るようになり，それにつれて激しい頭痛がなくなった。その後半年服用させ，生理前の頭痛も生理痛もなくなり，廃薬とした。

コメント：桃核承気湯が適応となる瘀血が絡んだ頭痛はけっこうある。証に合えば，その効果はドラマチックのひと言に尽きる。この症例は，便秘と月経困難と頭痛時の「狂のごとき状態」。しかも実証で，腹診で左下腹の抵抗，圧痛があり桃核承気湯がファーストチョイスと考えられた。

補足として

同じ頭痛であっても，漢方の独特な概念に基づいた「同病異治」が重要であることを述べた。なお，筋緊張性頭痛には葛根

湯をベースに，水毒が背景にあれば五苓散，瘀血があれば桂枝茯苓丸等の駆瘀血剤を合方して使用する場合もある。また，片頭痛で寒のある場合には呉茱萸湯，脾虚のある場合には半夏白朮天麻湯を用いる。群発頭痛は，総合的に証を考え的確な方剤を選択しなければいけないが，最後の一手として清上蠲痛湯（医療用エキス製剤にはない）も候補のひとつになりそうである[3]。

【文献】
1) 今日の治療薬．江南堂，2014，p.888.
2) 織部和宏．当帰四逆加呉茱萸生姜湯の多面的応用について．漢方の臨床．2014, 61（2），p.243.
3) 織部和宏．漢方は頭痛治療にあたり，どのようにして方剤を選択するか．日本医事新報．2018, 3（10），p.60-61.

不眠症

　現代はストレス社会であるといわれるようになって久しい。特にうつ病を患う人が増えてきてメンタルケアがいろいろな職場で重要視されてきた。うつの初期症状のひとつに不眠があり「お父さん，最近眠れてる？」などの言葉がマスコミ等に盛んに取り上げられている。また，うつでなくとも不眠は万病の元のごとくいわれ，それが続くと高血圧やその他の生活習慣病の悪化因子にもなると製薬メーカーが盛んに宣伝するものだから，ちょっと眠れなくなってくると睡眠ノイローゼのようになり眠剤を求めて受診する人が増えてきている。医師も安易に処方する場合がけっこうあるようである。そんな中で，当院にも「漢方で眠れる薬はありますか」といって来院する患者さんが増えてきた。

『古今方彙』の4処方

　『古今方彙』(甲賀通元編)の「不寐（ふび）」には，次の4つの処方が載せられている。

①高枕無憂散（こうちんむゆうさん）

　「枕を高くして憂なし」とはふざけたというか凄いというか，命名の妙にある種の感動さえ覚えてしまうが，その適応は「心胆虚怯して昼夜眠らざる」とき，すなわち，びっくりしたり怖いことを経験したために心が不安で落ち着かなくなって眠れな

くなった場合に服用するとよいようである。Post Trauma Stress Disorder（PTSD）にも応用できそうである。

　構成生薬は陳皮・半夏・茯苓・枳実・竹筎・麦門冬・竜眼肉・石膏・人参・甘草・（酸棗仁）よりなっている。要するに温胆湯の加味方である。エキス製剤なら竹筎温胆湯で十分代用できる。T社の手帳には「インフルエンザ，風邪，肺炎などの回復期に熱が長びいたり，また平熱になっても気分がさっぱりせず，せきや痰が多くて安眠が出来ないもの」とあるので，この方剤は気管支炎の長引いたものにのみ使用されるように思われているが，「温胆」とあるように，いろいろな原因で肝っ玉が冷えたときに使用するのが原義であるので，不眠症を含めもっと幅広く使用できる方剤である。私はPTSDの症例に，この方剤に帰脾湯や香蘇散を合方して使用し，数々の著効を得ている。

②酸棗仁湯

　これはエキス剤にある。ただし『古今方彙』の酸棗仁湯とは異なる。『古今方彙』の方は『万病回春』を出典としているが，エキス剤は『金匱要略』血痺虚労病篇に「虚労，虚煩，眠るを得ざるは……」とある酸棗仁湯の方であり，イライラの強い人や本当のうつでの不眠にはまず効かない。体力や気力を消耗して疲れ切った人で熟眠できないケースに使用するとよいようである。はじめは3包を朝・夕・就寝前とし，効いてくれば寝る前のみで熟眠できるようになってくる。しまいには服用しなくても自然と眠れるようになるのが漢方の特徴である。そこは習慣性がつき，次第に量を増やさないと眠れなくなり，また急にやめると反跳現象の起きる西洋薬のベンゾジアゼピン系の眠剤とは違うところである。

③養心湯

　養心湯の出典の『寿世保元』には，「政を勤め心を労し痰多く少しく眠り心神定まらざるを治す」とあり，構成生薬は，人参・麦門冬・黄連・白茯苓・茯神・当帰・白芍薬・遠志・陳皮・酸棗仁・柏子仁・甘草・蓮肉の13味である。この方剤は帰脾湯エキスで代用できる。真面目な勤労者のうつ的状態に使用できそうである。帰脾湯は，浅田宗伯の『勿誤薬室方函口訣』では「思慮過制し，心神脾を労傷し，健忘，怔忡するを治す」と述べられている。私は少しうつ気味の高齢者の認知障害の初期に香蘇散エキスを合方して投与し，けっこう満足できる結果を得ている。また「血を摂することならず，或は吐血，衄血，或は下血の症を治すなり」より，四肢に紫斑が認められれば特に自信をもって使用している。

　ただし，山田業広は『椿庭先生夜話』で「一婦人あり，肝症を患う。治を請う」と述べ，婦人が言うには「肝症なれども必ず帰脾湯を用ゆること勿れ」と。その故を詰問すると「先年，夫が肝症を患い一医が虚となして帰脾湯を用ゆると忽ち上逆発狂して自刃して死せり」と言う。椿庭はこのことを信じていなかったが，後に「一婦あり。肝症で虚証の様子に見ゆ。因て帰脾湯を用ゆるに忽ち発狂して自ら井（戸）に入って死せり」「一男子，肝症にて余程虚証あり。因って帰脾湯を用いて一年許にして全癒せり」と記している。「帰脾湯は症に適中すれば其効神のごとし」だが，「ひとたび誤るときは人を殺すことも亦速かなり。よくよく慎み虚実を弁別して用ゆべき事なり」と大切な注意点をコメントしている。同じ症状を呈していても，元気なところが残っている実証にはダメですよ，ということである。

④安神復醒湯

「不寐を治するの套剤なり」とその適応が示されている。ひどいうつやノイローゼなど，精神科領域の不眠ではなく，本人にも思い当たるような深刻な悩みなどもなくて，「最近なんとなく眠れない」といったときに使用すればよいと思われる。

構成生薬は，当帰・川芎・白芍薬・地黄・益智仁・酸棗仁・遠志・山薬・竜眼肉・生姜・大棗であるので，「心血虚＋肝血虚」用の方剤である。エキス剤で代用するときは帰脾湯合四物湯で十分である。帰脾湯は「心血虚＋脾気虚」の方剤であり，四君子湯の構成生薬が入っているので，それが余分ではあるが，そのほうが原方より気も補え，胃にもやさしく服用しやすくなる。肝鬱的なところがあれば，加味帰脾湯の方を使用している。

症例

不眠症の背景として精神科の専門的治療を必要とするケースは，今回は除外する。

症例1　安神復醒湯の方意が有効だった1例－1

患者：61歳，女性。

現病歴：夫と2人暮らしでノンビリしていたが孫を預かることになり，毎日子守りしていたところ，のぼせ・耳鳴り・不眠が生じ，時折イライラするといって来院した。

現症：体格・栄養状態は中等度。血圧154／90mmHg。脈沈弦細。腹力やや弱，右に軽い胸脇苦満，臍上悸を認めた。

治療経過：以上より柴胡桂枝乾姜湯合女神散料をエキスで投与

したところ，半年後にはすべて改善した。ところがテレビを毎晩遅くまで見て夜更かししたところ，この1週間，入眠が悪くなったという。そこで安神復醒湯の方意で帰脾湯合四物湯エキス剤各2.5gずつを就寝前に服用させたところ，3日目頃より気持ちよく眠れるようになったとのこと。1週間分の投与のみで廃薬とした。

症例2　安神復醒湯の方意が有効だった1例－2

患者：51歳，女性。

現病歴：口周囲の多発性の膿痂疹で来院した。そちらは十味敗毒湯合桂枝茯苓丸加薏苡仁のエキス剤で順調に改善したが，仕事のことをいろいろ考えると眠れなくなる日が続くという。

治療経過：安神復醒湯の方意で帰脾湯合四物湯エキス剤各2.5gずつを就寝前に投与した。1カ月後に来院，服用1週間後くらいから気持ちよく眠れるようになり，目醒めも夢見もよい。元気になった，また肌の調子もよいというので，しばらく継続服用させている。

コメント：結局のところ，この安神復醒湯は西洋薬でいえばゾルピデム酒石酸塩やブロチゾラムを使用するようなケースに適応があるように思っている。もちろん肝鬱の強いタイプの不眠，心火上炎で眠れない人には適応はない。そういったケースには証を見きわめて柴胡加竜骨牡蛎湯や抑肝散，黄連解毒湯などを鑑別して使用することになる。

症例3 竹筎温胆湯と抑肝散が有効だった例

患者：47歳，女性。

主訴：決断がつかない。眠れない。

現病歴：元来いろいろなことを思い悩むナーバスな性格で離婚歴がある。X年4月，会社である部署の責任者となったが，部下への指示や仕事の方向性への判断に対してなかなか決断がつかず，いろいろ思い悩んでいたら全く眠れなくなった。睡眠不足が続き，気持ちの動揺が激しいといって，同年6月に来院した。

現症：身長154cm，体重44kg。血圧128／74mmHg。脈は沈で，左は弦細，右は細。舌は淡紅・胖・歯痕・白膩苔。腹診は腹力中等度，右に胸脇苦満，臍上悸を認めた。

治療経過：決断できないことによる不眠と診断した。『黄帝内経素問』(東洋学術出版社)の霊蘭秘典論篇に「胆者，中正之官，決断出焉」とあり，この症例の不眠の原因として，胆の異常，すなわち胆寒があると考えた。それであるならば，その治療としては温胆すればよいわけである。そこで，竹筎温胆湯のエキス剤2.5gを就寝前に投与した。ただし肝気の亢ぶりもありそうなので，抑肝散のエキス剤2.5gを併用した。効果は抜群で，数日以内に気持ちよく熟睡できるようになったと報告があった。

コメント：不眠になる原因はさまざまであり，それらを鑑別することで，特にベンゾジアゼピン系の睡眠薬を使用していないケースでは，漢方のみで質のよい睡眠が取れるようになる。西洋薬と違い漢方薬には習慣性がなく，そのうちに飲まなくても眠れるようになることが多いのである。

皮膚疾患

皮膚疾患の標準治療を考える

　現在私は，漢方を中心に診療しているが，以前大学では，膠原病とその消化器病変を主に研究し，病院での臨床に移ってからは循環器・呼吸器・消化器を専門に診療していた。最近はその頃の専門性がなくなってきたのをつくづく実感している。

　漢方を勉強するようになり，それを中心に開業すると，婦人科・皮膚科・疼痛性疾患を含め実に多岐の領域にわたる患者さんを診るようになってきた。

　例えば皮膚疾患である。当院に回ってくるのは，皮膚科の標準的な治療で治らない方たちである。西洋医学の雑誌をみると，例えばアトピー性皮膚炎の治療としてステロイドの外用薬を強弱によって使い分け，局所療法として顔にはタクロリムス水和物軟膏，全身の特に四肢体幹の乾燥部には入浴直後にヘパリン類似物質の外用，また全身療法としてフェキソフェナジン塩酸塩2T／日の服用とある[1]。接触性皮膚炎にも同じ治療内容。皮脂欠乏性皮膚炎も同じ。しかし，この病態には，当帰飲子のほうがはるかによく効いている。

　また，脂漏性皮膚炎・日光皮膚炎・手湿疹などには，すべてステロイドの外用と抗アレルギー薬の内服が薬物療法の基本となっている。虫刺症・皮膚瘙痒症（これも皮膚の乾燥が原因であれば当帰飲子がよい）・蕁麻疹も抗アレルギー薬の内服が基

本である。

　当院には，こういった標準的治療でうまく改善しなかった患者さんが自主的に来られたり，皮膚科の先生の紹介状を持って来られたりするので，一筋縄で行かないケースばかりである。漢方といえども，けっこう工夫がいるのである。

漢方医学の理論で二の手，三の手を考える

　私が師事している山田光胤先生や，現在の東洋医学界のリーダーの寺澤捷年先生のような名人クラスの人は別格だが，私のような平凡な漢方医は治療に際し教科書的処方でうまくいかないときには常に二の手，三の手を考えておく必要がある。野球でいえば抑えのエースということである。本当は格好悪いことではあるが現場ではなかなか先発完投できない症例も多々ある。もちろん今の私の実力ではということである。

　最近はアトピー性皮膚疾患を筆頭に尋常性乾癬など西洋医学的に難治性の皮膚疾患の患者さんが漢方治療に来ることが多くなってきた。強力なステロイドの外用剤や内服等でもほとんど改善せず，また新しい治療薬も効果がないといって来院するので，壊病中の壊病である。診察室に入ってきて望診した瞬間，逃げ出したくなる衝動を必死で抑え，「アイ　アム　ア　ドクター」と心の中で何度も唱えながら診療することもときどきはある。

　難治性の皮膚疾患は，エキス剤だけではなかなか治療が難しいことがある。ただ，難治化の背景に瘀血があることがあり，その場合は虚実や便秘の有無を考慮して，各種の駆瘀血剤を単独あるいは合方，兼用すると急に改善することがある。尋常性乾癬などもそうである。頑固な蕁麻疹・アトピー性皮膚炎など

でも駆瘀血剤を合方することで皮疹がみるみるうちに治っていくことをしばしば経験している。

　次の一手は根本的改善策である。五臓六腑論では，皮膚は肺と関係が深く，また肺の母は脾であるのでそこから建て直す治療法である。脾胃剤（四君子湯・六君子湯・補中益気湯など）を中心に使用する。

　さらには万策尽きたかというときの奥の一手が二通りある。ひとつは気血両虚とみて十全大補湯を使ってみること。もうひとつは裏寒がひどくて治癒力が極端に落ちていると思われる場合に四逆湯（甘草・乾姜・附子）や四逆加人参湯・茯苓四逆湯などを候補に入れて鑑別していくことである。

　西洋医学的には単に皮膚炎と診断されても，漢方の本質は病名診断ではないので，四診を使っての弁証論治が大切である。

尋常性乾癬

　尋常性乾癬には温清飲をベースにいくつかの生薬（荊芥・連翹・樸樕・石膏・阿膠など）を加味して使用することが多い。それでうまく改善しないケースには駆瘀血剤を合方するとかなりのパーセンテージでうまくいっている。つまり二の手である。では，これでもうまくいかないときはどうするのか。これが三の手である。

症例1　30年苦しんだ乾癬

患者：65歳，男性。

現病歴：30年前より乾癬で苦しみ，いろいろな大病院の皮膚科で入退院を繰り返していた。2009年夏，私の主催している

漢方勉強会に参加しているN女医先生に漢方処方され，少しよいようだとのことで半年後に当院に紹介され来院した．それまでの漢方薬は消風散→温清飲→治頭瘡一方であった．

現症：体格・栄養状態は良好，赤ら顔の比較的元気のよい人で血圧140/80 mmHg，脈は沈弦，腹力中等度であった．

治療経過：まず温清飲加味を処方したが皮疹は一進一退であった．また皮膚科でもらっていたマキサカルシトールではすぐ再発する．「先生の漢方にかけてるんや」と言う．そこで桂枝茯苓丸加薏苡仁を合方したところ，2週間ごとの来院でみるみる改善したが，4カ月たってももうひとつ完治に至らなかった．そこで三の手である紫根牡蛎湯を煎じ薬とし，いくつかの生薬を加味して投与したところ，みるみる皮疹は消失し，6週間後にはほぼ正常と思われる状態となった．

コメント：紫根牡蛎湯は水戸西山公の蔵方のようであるが，「無名の悪瘡」「頑瘡」「痒瘡嶮悪の証」を治すとある．山田光胤先生は，がん患者さんに十全大補湯などにカワラタケと，この中の紫根・牡蛎を加味して処方され，西洋医学的治療だけでは味わえない素晴らしい効果をあげておられる．私はがん患者さんにもよく使用しているが，従来の治療法でなかなか改善しない皮膚疾患に使用して数々の著効を得ている．本例は一例ではあるが，漢方治療に際しては常に二の手，そして三の手をもつことが大事だと思われる[2]．

蕁麻疹

蕁麻疹の原因を見つけることはとても大事であるが，見つからない場合もけっこうある．その場合，西洋医学では抗アレル

ギー薬を使うが，症状がひどいときはステロイド薬が使用されている。

漢方医学では，急性と慢性のタイプに分け，また寒・熱に基づいて方剤を決定することが基本である。熱性の場合は，茵蔯五苓散を基本に黄連解毒湯や三黄瀉心湯・越婢加朮湯や，ときに竜胆瀉肝湯などを合方することが多い。寒性の場合は，真武湯や人参湯をベースに，ときに麻黄附子細辛湯を単独あるいは合方して使用している。

漢方薬は，西洋薬の抗アレルギー薬と違って，眠気やふらつき・口渇等の副作用がないので高齢者にも安心して使用できる。

蕁麻疹の漢方治療について，いくつかの症例をあげて解説するが，ポイントは同病異治ということである。

症例 2　熱性蕁麻疹に女神散合茵蔯五苓散

患者：54歳，女性。

主訴：熱性蕁麻疹（入浴後など体が温まると出現する）。

現病歴：今年初め副鼻腔炎に罹患。抗生物質を半月服用したところ，アフタ性口内炎ができ，それと同時に入浴後など体が温まると四肢を中心にほぼ全身に赤い膨疹が出現するようになった。痒みがひどいため，皮膚科を受診，抗アレルギー薬と女神散を処方された。「皮膚科でもらった薬は一応効いているが，眠気と口渇で継続服用できない。漢方でなんとかならないか」といって，3月初めに来院した。

現症：身長158cm，体重60kg。血圧126/74mmHg。水太りタイプ。舌は淡紅，胖，歯痕。脈は沈弦滑。腹診では腹力中程度で，右に胸脇苦満，両側腹直筋は攣急し，右下腹に瘀血と

思われる圧痛を認めた。

治療経過：のぼせ・ほてり，ときにめまい等の更年期の症状があったことと，蕁麻疹を熱性と判断したことから，前医が処方していた女神散に茵蔯五苓散エキス7.5ｇ/日分３を合方した。２週間後に来院。服用２日後から蕁麻疹は全く出なくなったとのこと。

　ところがその３日後に，食中毒（マグロ刺身・エビ・春巻など）による腹痛と下痢で来院。前方はいったん中止し，黄芩湯エキスを投与したところ，３日後に治癒。

　その後は，元の女神散合茵蔯五苓散に戻し，半年後の今日まで一度も蕁麻疹は出ていないので漸次減量して中止する予定である。

コメント：熱性蕁麻疹には，水滞と熱を取ることを目的にした茵蔯五苓散が基本となるが，熱の要素が強ければ黄連解毒湯などの清熱剤を合方するとよい。

　寒性蕁麻疹については，私が監修した『各科領域から見た「冷え」と漢方治療』（たにぐち書店，2013）の⑩「皮膚科領域の冷えと漢方治療」（四方田まり著）に詳説しているので参考にしていただきたい。

症例3　心因性の蕁麻疹に加味逍遙散

患者：41歳，女性。
主訴：１カ月以上続く紅色蕁麻疹（心因性蕁麻疹）。
現病歴：ここ１カ月，起床後しばらく（30分～１時間ほど）して上半身にのぼせやほてりが出て，それとともに顔や四肢・上半身に紅色蕁麻疹が出現するようになった。非常に痒いが，

その後2時間で引くという。それを毎日繰り返す。そのうち治ると思っていたが，全く改善傾向がないので来院した。

現症：身長157cm，体重49kg。舌は先端は紅，辺縁は淡紅で胖，歯痕，微白滑苔。脈は左は沈弦細，右は細。腹診では腹力やや弱で右に軽い胸脇苦満，腹直筋は両側で軽度の拘攣。臍傍〜上悸，右下腹に軽い圧痛，振水音を認め，瘀血があると思われた。

治療経過：メンタル面を含めて問診をしたところ，職場での人間関係でいろいろ悩んでいた。食事時間や睡眠も不規則である。ときどきイライラして怒りそうになる。気分の変動が激しいという。

　以上より，この蕁麻疹の背景には心因性のものがあると考えた。さらに，舌診・脈診・腹診の所見を参考にして加味逍遙散エキスを投与した。

　1週間後に来院。服用翌日から蕁麻疹は全く出なくなり，気分もだいぶよくなってきたという。さらに2週間後，全く出ていないというので廃薬とした。

コメント：蕁麻疹の原因，増悪・遷延因子のひとつとして，心因性のことは常に頭の中に入れておく必要があり，その場合は疏肝解鬱の作用がある漢方薬を単独で用いて，あっさりよくなることをしばしば経験している。やや難治の場合は，四物湯や香蘇散を合方して，それでも今ひとつの場合は，荊芥・撲樕・防風を加味するとよい。

　難治性蕁麻疹の場合，それが最初に発症したきっかけを知ることが，根本治療の手がかりになることがある。

症例4 レアステーキで発症した紅色蕁麻疹に茯苓飲合調胃承気湯

患者：41歳，女性。
主訴：紅色蕁麻疹。
現病歴：X年9月1日，夕食で超レアのステーキを完食した。その後3時間して腹痛・下痢となり，同時に全身に蕁麻疹が出た。血便もあり，顔の腫れが出現，さらに咽の奥が腫れて息がしづらくなり，救急車で救急病院を受診した。点滴等で軽快したが，以後，毎日仕事から帰宅する頃に出現するようになった。9月17日，根本治療を希望して当院受診。
現症：身長168cm，体重54kg。血圧130/76mmHg。脈は沈弦細。舌は紅舌・胖・微白苔。腹力中程度で心下痞鞕を認めた。
治療経過：発症のきっかけが生焼けのステーキを食したことにあったので，『金匱要略』の「鱠これを食い心胸の間に在りて化せず，吐せども復出でざるは速かに下して之を除け」を参考にして，橘皮大黄朴硝湯の方意で，エキスで茯苓飲合調胃承気湯を処方した。5日後に来院，大量の大便が毎日出た。それにつれ気分・体調がよくなり，帰宅後の蕁麻疹が軽くなった。さらに5日後には全く出なくなった。その後，1週間服用して廃薬とした。
コメント：藤平健先生主講の『類聚方広義解説』(創元社) の橘皮大黄朴硝湯の解説に「本方は数年前に魚肉などの中毒を起こしたことがあって，その後折にふれて蕁麻疹に悩まされる者に用いて，しばしば著効を奏することがある」と書かれているのを参考にした。

症例5　固定蕁麻疹（痒疹）に十味敗毒湯

患者：31歳，女性。

主訴：全身の痒疹。

既往歴・家族歴：特記すべきことなし。

現病歴：出産後，両腕に蕁麻疹が出現した。近所の医院でいろいろ治療を受けたが改善せず，全身に拡がり消失することがなくなった。特に右臀部から背中にかけてひどい。皮膚科を受診したところ，固定蕁麻疹（痒疹）と診断され，いろいろな薬を内服し，ステロイド軟膏を中心に外用薬も使ったが全く改善の傾向がなかった。蕁麻疹が出現して半年後に当院を受診した。

現症：身長168cm，体重50kg。血圧110／80mmHg。腰背から右臀部に散在性に固定蕁麻疹（痒疹）を認めた。漢方医学的所見としては，舌はやや紅舌・胖・白苔。脈は左は沈弦細，右は細。腹診では腹力中等度で右に胸脇苦満，右下腹に瘀血と思われる圧痛を認めた。

治療経過：少陽病の虚実中間証で，ほぼ正常の皮膚の中に散在性に皮疹があり，胸脇苦満を認めることより，十味敗毒湯エキス7.5g／日を分3で処方した。2週間後に来院。あれほど頑固で難治であった皮疹がほぼ消失し，同部の茶褐色〜黒色の変色のみとなっていた。その後1カ月分投与し，完治したと思われたので廃薬とした。

コメント：十味敗毒湯は華岡青洲の経験方である。構成生薬は，桔梗・柴胡・川芎・茯苓・防風・甘草・荊芥・生姜・独活・桜皮の10味である（ただし原方の桜皮に対し，私の使用した

A社のエキス剤は樸樕を使用)。

使うポイントとして，浅田宗伯の『勿誤薬室方函口訣』には「癰瘡及び諸瘡腫，初起増寒，壮熱，疼痛を治す」とあり，丘疹・膿痂疹・痤瘡のあるパターン，毛虫皮膚炎等その適応は広い。ただし私は虚実中間で胸脇苦満を認め，正常な皮膚に散在性に丘疹や膿痂疹，痒疹が認められるタイプが適応と考えている。

煎じ薬にする場合は，連翹を加味したり，特に痒みの強いときは蝉退を，炎症の目立つときは黄連や牛蒡子を混ぜるとさらに効果が増す。

症例6 背中の帯状のほてりに梔子柏皮湯

患者：80歳，女性。

主訴：背中のほてり。

現病歴：日頃は口渇・空咳・腰痛症に対し，滋陰降火湯合六味丸を投与している。X年3月，「ここ数日，背中が帯状にほてって熱くなる。特に起床直後が激しい」と言う。

現症：身長154cm，体重45kg。血圧126/74mmHg。痩せ型で筋張ったいわゆる陰虚体質である。舌は紅舌・無苔・裂紋，すなわち鏡面舌。腹力はやや弱で，臍の両傍で腹直筋の拘攣，小腹不仁を認めた。

治療経過：陰虚による虚熱のパターンのひとつと考えたが，大塚敬節先生が『症候による漢方治療の実際』(南山堂)の479頁で「梔子柏皮湯は体温の上昇はなくとも熱感のあるものに用いてよい。この熱感は局所的なものでも，全身的なものでもよい」と述べておられるのを参考にして梔子柏皮湯エキス

を投与した。

　２週間後に来院。服用後，日を追うごとに軽快し，今は全く症状がなくなったとの報告があった。その後，２カ月間服用させ廃薬とした。

コメント：この症例は，熱性蕁麻疹とは違うが，体の一部，特に背中などが帯状に熱くなったり，ほてったりする場合には梔子柏皮湯がよく効く例としてあげた。梔子柏皮湯は『傷寒論』の陽明病篇で茵蔯蒿湯の条文の次に「傷寒身黄発熱，梔子蘗皮湯，主之」として出てくる方剤であるが，その応用範囲は実に広い。異病同治の代表方剤のひとつである。

　また，熱海の二宮文乃先生は，眼瞼周囲の皮膚炎にもよいとおっしゃっていて，私の経験でも確かに効いている。

掌蹠膿疱症

症例7　防已黄耆湯と桂枝茯苓丸加薏苡仁の合方が奏効した例

患者：46歳，女性。
主訴：掌蹠膿疱症。
既往歴：33歳時，右膝靱帯断裂の手術。また，10年以上前より，毎年何回も副鼻腔炎を繰り返していたという。
現病歴：X－1年7月，特にこれといった原因がなく両手掌・足底が痒くなった。膿疱が散在。さらに8月，頭皮が痒くなりフケが増えた。近所の皮膚科で，抗アレルギー薬とステロイドの入った塗布薬を処方されたが，全く効果がないといって

X年1月10日に来院した。

現症：身長145cm，体重61kg。豆タンクといった体型で水太り様。脈は沈細。舌は淡紅・胖・微白苔。舌下静脈は青黒く怒張し，蛇行。腹診では腹力はやや弱く，カエル腹様で両下腹に瘀血と思われる抵抗圧痛を認めた。夏は暑がりでよく汗をかき，冬は寒がりで低体温となる。いつも体が重く，疲れやすい。便秘はないのに下腹が張った感じがあるという。

治療経過：主訴は掌蹠膿疱症であり，毎年副鼻腔炎を繰り返しているので，病巣感染と考えると荊芥連翹湯や十味敗毒湯が候補にあがる。または，手掌・足底の煩熱とみれば三物黄芩湯などが考えられる。

　しかし，私が選んだのは，防已黄耆湯と桂枝茯苓丸加薏苡仁のエキス剤の合方で，各5.0g を分2で処方した。局所的な所見よりも，全体としての証を腹証等を参考にして決めたのである。2週間ごとに来診するたびに手掌・足底の痒み，膿疱症はみるみるうちになくなり，6週間後には略治の状態となった。

コメント：病名投与は，あくまで「虚実や寒熱を考えた上で」ということが前提ではあるが，あまり頭を悩ますことなく楽である。しかし，ときにうまくいかない場合がある。そのときは，全身的な体質や腹診・舌診・脈診所見を参考にして，局所の所見にこだわらずに投与すると効果が出ることをしばしば経験している。

円形脱毛症

症例 8　抑肝散加陳皮半夏と桂枝加竜骨牡蛎湯が有効だった例

患者：45歳，女性。

主訴：円形脱毛症。

現病歴：元来イライラしやすく，すぐ怒る性格であった。X年3月，左乳がんの手術をした。その2カ月後，拡大手術を行い，さらに放射線照射を受け，8月2日に終了した。「早期がんだと言われたのに，こんなことになり納得できない」という気持ちが続いていたところ，8月22日に右側頭の円形脱毛に気づき，その日のうちに漢方治療を求めて来院した。

現症：身長155cm，体重50kg。血圧116/74mmHg。右耳介の後ろに円形脱毛を認めた。脈は左は沈弦細，右は沈細。舌診は淡紅・胖・歯痕・微白苔。腹診は腹力やや弱で，右に軽度の胸脇苦満，臍を中心に上下にわたる腹直筋の拘攣，心下～臍下にかけての腹部大動脈の拍動を触知した。

治療経過：現病歴より円形脱毛症発症の背景には，当初早期がんとして手術を受けたのに，実際は進行しており，拡大手術，さらには放射線照射までされたことへのなんとも言いようのない怒りがあると考えた。そのため，加味逍遙散証ではなく，抑肝散証の方であると判断した。そこで腹診所見を参考とした上で，円形脱毛症には竜骨・牡蛎の加味が効くことが多いので，抑肝散加陳皮半夏と桂枝加竜骨牡蛎湯のエキス剤を5.0gずつ合方して分2で投与した。

1カ月ごとに来院し，易怒・不眠の改善とともに，円形脱

毛症も改善して，3カ月後には脱毛はなくなった．X＋1年2月にスギ花粉症の治療で来院したときには，円形脱毛症は完治していた．

コメント：男性の壮年性の脱毛症は，私のところでは有効率はかなり低いが，女性の円形脱毛症に関しては患者の証に合わせて投与した場合は，漢方治療の有効率は90％以上である[3]．

【文献】
1) やさしい皮膚病診療ガイド 皮膚科医の手の内を伝授！. 治療. 2010, 92 (9)
2) 織部和宏・四方田まり. 紫根牡蛎湯加減が著効した尋常性乾癬3症例. 漢方の臨床. 2013, 60 (12), p. 1829-1935.
3) 織部和宏・阿南栄一郎ほか. 漢方を用いて著効した円形脱毛症4例の検討. 漢方の臨床. 2013, 60 (8), p. 1283-1291.

※皮膚科全般の漢方診療の実際については以下に詳説しているので参照されたい．
・織部和宏. 内科医からみた皮膚疾患の漢方治療. 活. 日本漢方医学研究所, 2014, 56 (6)

冷え症

　漢方を専門に開業していると「冷え症」を主訴として来院される患者さんは多い。西洋薬ではこれといった特効薬がないので，特にこの分野は漢方の独壇場であり，高木嘉子氏をはじめ得意にしておられる先生もけっこうおられる。

　現代人は，元気そうに見えても体の芯に冷えがあり，それが難病化の原因になっていることがあるので，漢方治療の際にはそのことを考慮しておくことが大事である。一見，大承気湯や白虎加人参湯を投与したくなるような高熱・熱感が持続していても，実態は「真寒仮熱」の状態で真武湯や四逆湯類を服用させなければならない症例があり，細心の注意がいることを原南陽（『叢桂亭医事小言』）や大塚敬節先生（『漢方診療三十年』）が報告している。

　症例1は，これとは逆のケースである。

症例1　肝鬱による手足の冷えに四逆散を用いた例

患者：71歳，男性。

現病歴：20代より手足が異常に冷え，レイノー病といわれ，いろいろな治療を受けたが全く改善しなかった。現在，前立腺肥大で某泌尿器科，また不整脈で近所の循環器科で治療を受けている。2〜3日前より特に誘因なく低体温となり，手足の冷えが増悪した。食欲低下・全身倦怠感がひどく，日に

3回ぐらいの軟便となり，X年4月6日，当院を受診した。

現症：体格・栄養状態は良好。望診では，やや赤ら顔で辛そうな顔貌，動作はものうげ。聞診では，声量普通，論旨は明快。問診では，食欲なく軟便がちで，動くと動悸がし，入眠が悪いという。毎日，日本酒1合，タバコ10本を嗜んでいる。方剤投与の決め手となったのが切診である。脈診では沈弦滑であり，舌診では紅舌・胖・白滑苔，そして腹診では腹力中等度で両側性に比較的はっきりした胸脇苦満と臍下に及ぶ腹直筋の攣急を認めた。

治療経過：以上より本例の手足の冷えや低体温は肝鬱（熱厥）によるものと考え，四逆散を煎じ薬で投与した。翌日，「昨夜は久しぶりによく眠れた」とのこと。4月8日，食欲も元気も出た。9日，体の低体温感，洗面時のレイノー症状が改善した。10日，諸症状がほとんどなくなり「大変調子がよい」という。約3カ月継服させ廃薬とした。

コメント：本例は主訴だけからは少陰病の真武湯証や四逆湯類のように思えるが，診察してみると四逆散証であった。本剤は『傷寒論』では少陰病篇に「少陰病，四逆し……」と出てくるが，本態は肝鬱によって起こる手足の冷えである。吉益東洞は一見，茯苓四逆湯証と思われる症例を大承気湯で治した経験を『薬徴』の「乾姜の弁誤」で報告している。

　結論は，冷え症といってもいろいろな状態があり，当帰や乾姜や附子の入った方剤だけではなく，ていねいに脈診や腹診をしたうえで薬方を決定すべきだということである。すなわち主訴は何であれ，やはり四診が大事なのである。

症例 2 　冷えによる下痢に桂枝湯を用いた例

患者：49歳，男性。

主訴：下痢（腹痛なし）が続き体が非常にだるい。かぜのような熱はない（問診表より）。

現病歴：もともと虚弱体質で冷え症である。現在，タクシーの運転手で仕事時間が不規則である。11月初旬，外が寒くなった頃より疲労が蓄積している。特に食後にひどくなる水様性下痢が日に3〜4回あり，体がだるくなる。さらに睡眠がとれなくなり，改善傾向がないため，発症15日後に当院を受診した。

現症：身長174cm，体重62kg。血圧134／86mmHg。顔色は青白く，精彩がない。脈は浮弱。舌はやや胖・偏淡・微白滑苔。腹力はやや弱で臍の上下に腹直筋の拘攣を認めた。

治療経過：ガスが溜まって腹が張ることがあるというので，「先ずその裏を温める」べきか迷ったが，結局，営衛のバランスが崩れていると判断した。また『傷寒論』の「太陰病，脈浮の者は発汗すべし」を根拠に桂枝湯をエキス製剤で投与した。後日，「3日目にすっかりよくなった」とのことであった。

コメント：師の山田光胤先生は尾台榕堂の『類聚方広義』を頭註も含めてしっかり読みなさいといつもおっしゃっている。「特に桂枝湯と小柴胡湯が大事だよ」と。

症例 3 　肺中冷による咳に苓甘姜味辛夏仁湯を用いた例

患者：62歳，男性。

主訴：肺気腫による咳。

現病歴：愛煙家で20歳頃より1日に30〜60本吸ってきた。X－12年，咳と痰，労作時の息切れがひどくなり呼吸器科を受診，肺気腫と診断された。それを機に禁煙し，さまざまな西洋医学的治療を受け症状はかなり改善した。しかし，「冷気を吸入したときや寝起きに激しい咳嗽と白色痰が出て息が苦しくなるのがよくならない」といって，漢方治療を希望してX年6月に当院を受診した。

現症：身長169cm，体重71kg。血圧120/76mmHg。水太りタイプ。脈は沈細。舌は淡紅・胖・微白苔。腹はカエル腹様で腹力は弱く，左上腹にガス貯留を認めた。

治療経過：冷気吸入によってひどくなる咳と水様性の痰より肺中冷と考えた。冷えると排尿回数も尿量も増えるというのもそれを裏づけている。基本は甘草乾姜湯なので，それが含まれていて呼吸器疾患に使用される頻度の高い苓甘姜味辛夏仁湯をエキス製剤で処方した。

　2週間後に来院。「漢方を服用して体の芯が温かくなり，咳も痰も3分の1くらいに減った。不思議なことに足が冷えると起こっていたこむら返りが全くなくなった」という。さらに1カ月後，「咳も痰も全くなくなった。しばらく続けたい」と希望するので継続服用中である。

コメント：さらに効果をパワーアップさせるために附子を加味するとよいが，本例はそこまでの必要はなかった。体の芯の冷えには甘草・乾姜そして附子を基本に方剤を組み込むことが多いが，このあたりは西洋医学では味わえない領域である。

　次の症例も同じく甘草・乾姜を含む方剤の応用例である。

症例4 冷えによる頻尿に苓姜朮甘湯を用いた例

患者：76歳，女性。

主訴：夜の頻尿。特に冷えるとひどくなる。

現病歴：当院にはX年11月に顔面，特に眼瞼周囲の乾燥性の皮膚炎で来院した。そちらの方は桂枝加黄耆湯加山梔子・黄柏・荊芥・連翹・蝉退の煎じ薬で2カ月ほどで完治した。しかし，X＋1年1月に外気が寒くなり下半身の冷えがひどくなった。また昼間もだが特に夜中に4回ほど排尿があり，量も多いので何とかならないかといって来院。

現症：身長150cm，体重40kg。血圧142／84mmHg。脈は沈細。舌は偏淡・胖・微白苔。腹力は弱く，心下は按じて冷たく感じられ，少腹不仁を認めた。

治療経過：腎の陽虚と考え，牛車腎気丸をエキス製剤で投与した。2週間後と4週間後に来院して頻尿は全く改善しないという。あらためて問診し直すと，足も冷えるが特に腰が冷え重たく感じるという。さては「腎著の病」であったかと判断し，苓姜朮甘湯をエキス製剤で処方した。

　2週間後に来院。「今回の薬はすごくよく効いた。夜間の排尿が1回に減り，腰や足が温かくなり気持ちよく眠れるようになった」という。以降，継続服用させ順調である。

コメント：『金匱要略』の五蔵風寒積聚病篇に「腎著の病は，其の人身体重く，腰中冷え，水中に坐すが如し。形水状の如く，反って渇せず，小便自利し，飲食故の如し。病下焦に属す。身労して汗出で，衣裏冷湿し，久久に之を得，腰以下冷痛し，腰の重きこと五千銭を帯ぶるが如きは甘姜苓朮湯之を

主る」とある。

　尾台榕堂の『類聚方広義』の頭註には「此の方は杏仁を加え，腎著湯と名づける。妊婦浮腫し，小便自利し，腰髀冷痛し，喘咳する者を治す。老人平日小便失禁し，腰腿沈重し，冷痛する者を治す」とあり，苓姜朮甘湯を使いこなす上で大変参考になる。

　牛車腎気丸との鑑別が大事である。浅田宗伯の『勿誤薬室方函口訣』には，牛車腎気丸は「腎虚，腰重く，脚腫れ，小便不利を治す」とあるからである。苓姜朮甘湯のほうが外寒・内寒との関連がより強いところで鑑別している。もちろん腎虚症状の有無も大事な鑑別点となる。

症例5　精神科の薬による冷えに茯苓四逆湯を用いた例

患者：54歳，女性。

主訴：精神科の薬で体の芯と手足が冷え，食事をすると下痢をする。咽の奥が乾燥して体が辛い（問診表より）。

現病歴：X－14年，さまざまなストレスが重なり，抑うつ状態となり精神科を定期的に受診，投薬を中心に治療されてきた。以後，症状は一進一退であったがX－1年，大病院に転院し投薬を受けたが，X年に入り次第に主訴の症状がひどくなり漢方治療を希望して同年7月，当院を受診した。

現症：身長158cm，体重53kg。血圧は82/50mmHgと低血圧である。顔色は青白く精彩がない。脈は沈細。舌は偏淡・胖・歯痕・微白乾苔。手足は冷えており，腹力は弱く，心下痞鞕があり同部の冷えを認めた。

治療経過：体の芯が冷えきっていると考えた。さらに煩躁もあ

ることより『傷寒論』にある「発汗若しくは之を下し病仍ほ解せず煩躁する」場合に使用する茯苓四逆湯を煎じ薬で投与した。

　20日後に来院。「体の芯の冷え，下痢はだいぶよいが咽の奥が渇く。痞えがあり食道の入り口あたりが引っかかるような感じがして胃も痛む」というので半夏厚朴湯加山梔子を合方した。山梔子を加味したのは利膈湯（半夏・附子・山梔子）の方意を加えるためである。以降はすべての症状が改善し，経過は順調である。

コメント：四逆湯類は，特に冷えが本態にある場合の漢方治療をする際の貴重な薬方である。私が監修した『各科領域からみた「冷え」と漢方治療』(たにぐち書店)を参考にされたい。

腹満と便秘

　腹満を主訴に来院する患者はけっこう多い。特に背景にガスの貯留がある場合，西洋薬にはこの病態に効く薬がないために，漢方治療に期待するからである。

　ただし，漢方は同じ症状を呈していても虚実や寒熱によって使う方剤が違ってくるのが特徴で，単なる病名診断のみで使用すると，効果がないばかりか逆に副作用が出る場合があるので，そのあたりの見極めがとても大事である。

虚寒証の腹満に解急蜀椒湯

　虚寒が関与する腹満について，参考になる文献は『金匱要略』の腹満寒疝宿食病脈証治である。その中で比較的よく使用される方剤を列挙すると，附子粳米湯・大建中湯・赤丸・烏頭煎・当帰生姜羊肉湯・烏頭桂枝湯などである。また，この篇には含まれていないが，『傷寒論』の当帰四逆加呉茱萸生姜湯も厥陰肝経がらみの寒疝によく使用されている。それらの方剤の中で特に腹満すなわちガス貯留を伴うときに使用するのが大建中湯と附子粳米湯である。それぞれの原文を参考までに引用する。

　附子粳米湯は「腹中寒気，雷鳴切痛，胸脇逆満，嘔吐」とあり，構成生薬は附子・半夏・甘草・大棗・粳米である。

　大建中湯は「心胸中大寒痛，嘔不能飲食，腹中寒，上衝皮起，出見有頭足，上下痛而不可触近」とあり，構成生薬は蜀椒・乾

姜・人参・膠飴である。

　エキス剤の場合は気にしなくてよいが，煎じ薬で使う場合は蜀椒の用量に注意が必要である。

　鑑別は大建中湯のほうがガス貯留が多く，ときにモクモクと動き，附子粳米湯は「雷鳴切痛」と条文にあるように刺すような痛みが特徴であるが，臨床の現場では意外と難しい。そこで私は最初から両方を合方した解急蜀椒湯として使用することが多い。そのポイントを浅田宗伯の『勿誤薬室方函口訣』から引用すると「寒疝気，心痛刺すが如く，臍を繞り腹中尽く痛み，白汗出で絶せんと欲するを主とす」「寒疝心腹に迫りて切痛する」「心腹痛，水気有って腹鳴するを目的とす」「また寒疝，腹痛，腹満，雷鳴して嘔吐するに附子粳米湯のゆく処あり」。ただしこの附子粳米湯に大建中湯を合方した解急蜀椒湯は，それよりはるかに症状が強く，特に「痛，心胸に連なるものを主とす」とその適応が述べられている。要するにお腹の中が非常に冷えた状態となり，何らかの原因で蠕動運動がおかしくなり腸管内にガスや水が貯留し，その結果，腹がゴロゴロ鳴り，お腹の痛みが下から上へ突き上げてくるような状態に使用するわけである。また，そこまで激しくなくても虚証・寒証の人の頑固な腹満・腹痛に使用して著効することをしばしば経験している。そんな症例を呈示する。

症例 1　痩せた虚証の腹満・腹痛に解急蜀椒湯を用いた例

患者：77歳，男性。
主訴：あまり食べないのに常にお腹が張って気持ちが悪い。口の中がネバネバして乾き，水を飲むか，飴をなめるかしない

ともたない。

既往歴：12歳時，虫垂炎から腹膜炎を起こし手術。

現病歴：X－1年2月頃より特に誘因なく上記の症状が生じるようになった。同年9月，近所の消化器科を受診し，胃カメラ・大腸ファイバー・エコー等を施行されたが，特に器質的なものは何もないと言われた。種々の西洋薬を投与されたが全く効果がなく，口の中の粘つきがかえってひどくなった。それで心療内科の受診を勧められ，診てもらったところ，「心因性」と診断された。エチゾラムを処方されたが，眠くなるばかりで腹満・腹痛には何の効果もなかった。友人に勧められX年3月15日，当院を受診した。

現症：身長164cm，体重54kg，痩せて虚証。脈は沈細。舌はやや紅舌で裂紋，微黄苔。腹診では腹力弱く，臍を中心に膨満し腹鳴を触知した。また按じると冷たく感じられた。手足の冷えがある。腹部単純X線写真では胃・大腸に著明なガス貯留を認めた。

治療経過：虚寒証者の腹満・腹痛として解急蜀椒湯を煎じ薬で処方した。1週間後，食後の腹満や便意を催すのはあまり変化がないという。そのまま継続服用させたところ，1カ月後には腹満はほとんどなくなった。朝のみ便意を催すとのこと。しばらく続けたところ，諸症状はすべて改善した。

症例2 虚寒証に解急蜀椒湯と桂枝加芍薬大黄湯を用いた例

患者：78歳，女性。
主訴：お腹が張って大便が出にくい。
既往歴：22歳時，虫垂切除術。

現病歴：X－4年，腸閉塞で手術し，大腸をかなり切除した。以後特に問題なく過ごしていたが，X年5月に転んで腰を打撲した。その後急に大便が出なくなり，ガスが常に貯留し腹が張って苦しくなった。小腸のイレウスとの診断で，近医で減圧処置を受けたが，それ以来，さらに症状は悪化し，加えて腰から背中が痛くなった。X年11月21日，当院を受診した。

現症：身長153cm，体重35kg。痩せて栄養状態不良。血圧120/76mmHg。脈は浮大弱。舌はやや紅舌，胖。腹力は弱く臍下～恥骨結合にかけ手術痕がある。臍を中心に膨隆し，按じると冷たく感じられ，腸の蠕動を触知した。

治療経過：虚寒証者の腹満・腹痛・便秘であるので，迷わず解急蜀椒湯を煎じ薬で投与した。1週間後来院。ガスはずいぶん出るようになったが，なお大便の出が悪いという。そこで桂枝加芍薬大黄湯エキス2.5gを就寝前に兼用することにした。2週間後，排ガスも大便の出も腹満も大変改善した。

その後ずっと順調であったが，X＋1年1月6日，正月の賞味期限切れのお節料理を食べたところ，急に腹が痛くなり下痢し出したという。腹診で臍の周囲の腹直筋が拘攣していたが，脈が浮いていたので『傷寒論』の「太陰病，脈浮なるは」の桂枝湯エキスを7.5g分3で処方した。2週間後に来院。下痢は桂枝湯2日分で治まった。また，よく排ガスするので腹満はとてもよくなったと報告があった。

以後，現在まで継続服用中であり，食欲・二便・腹具合ともに快調である。

コメント：本来ならば附子粳米湯と大建中湯は鑑別して使い分けたほうがよいと思われるが，最近私は面倒くささもあり，両方を合方した解急蜀椒湯の方を使用することが多い。また，

これをエキスで代用する場合は内容が煎じ薬とはかなり違うが，大建中湯合人参湯加附子でよさそうである．実際に解急蜀椒湯を投与していた患者さんが旅行等に行く場合は，このエキスの組み合わせを持たせているが，けっこうよいとの報告をいただいているからである．

中間証タイプの腹満

症例3　ポリープ切除後の腹満に厚朴生姜半夏甘草人参湯

患者：74歳，女性．
主訴：腹満．
現病歴：X年4月に胃カメラと大腸カメラによる検査を行い，ポリープを切除した．1カ月後，「お腹にガスがたまってパンパンに張って苦しい」といって来院した．食欲や大小便は特に問題ない．排ガスすると腹満は少しよくなるが，「オナラが気持ちよく出ない」という．
現症：身長153cm，体重57kg．血圧118／64mmHg．脈は沈弦滑．舌は紅舌，胖，薄白滑苔．腹診では腹力は中等度で臍を中心に膨隆し，打診で鼓音を認めた．
治療経過：発汗後ではなかったうえ，経過も比較的長かったが，煎じ薬で厚朴生姜半夏甘草人参湯を処方した．1週間後来院し，「びっくりするくらいオナラが出た．それにつれて，腹の張りがすごくよくなった」という．当初の10分の2くらいになったという．さらには「不思議なことに前からあった喉の痞えもなくなった」とのこと．以後，1カ月継続服用さ

せ，諸症状が全くなくなったので廃薬とした。

コメント：この方剤を私は急性，慢性を問わず中間証タイプの腹満に使用している。原文は『傷寒論』の太陽病中篇で，「発汗後，腹脹満者」に使用することになっているが，発汗にこだわりなく，この病態に使ってよく効いている。

これで今ひとつ効果のないときは，やや実で少し便秘がちの場合は大黄あるいは木香・檳榔子を各1.0～2.0gずつ加味し，また，やや虚の場合は蜀椒を加え生姜を乾姜に変えると，有効率がグッと上がることをしばしば経験している。

症例 4　大腸がん術後，放射線照射後の頑固な腹満に厚朴生姜半夏甘草人参湯

患者：80歳，女性。

現病歴：X－3年，S状結腸のがんを開腹切除し，リンパ節の転移に対し，放射線を照射した。その後，便秘がちとなり，緩下剤の投与を受け，なんとか排便していた。X－1年頃より大便はなんとか出ていたが，ガス貯留による腹満がひどくなり，ジメチコンでは全く改善しないといって，漢方治療を希望して来院した。

現症：身長161cm，体重67kg。血圧130／80mmHg。脈は沈細。舌は淡紅・胖・薄白苔。腹診では腹力中等度で臍を中心に膨隆し，打診で鼓音を認めた。

治療経過：以上より，中間証タイプの腹満と判断し，煎じ薬で厚朴生姜半夏甘草人参湯を処方した。2週間後，ガスの出がよくなり，腹満感はだいぶよいが，大便の出がなお悪いという。そこで大黄1.0gを加味したところ，今度は大便が下痢

状となり，下腹が痛くなったとのこと。それで大黄をやめ，木香・檳榔子を各2.0gずつ加味したところ，ドラマチックに改善した。

　これで数年間はうまくいっていたが，2カ月前，飲食の不摂生があり，朝から軟便となり，食後，上腹から両脇の張痛が生じたという。そこで「卒(にわか)に心腹絞痛，刺すが如く，両脇支満，煩悶忍ぶべからずを治す」と浅田宗伯の『勿誤薬室方函口訣』にコメントされている『千金要方』の高良姜湯（良姜・厚朴・当帰・桂枝）を煎じ薬で投与したところ，即効的に改善した。

コメント：さて，高良姜湯を選ぶポイントを宗伯の同書からまとめると，「此の方は心腹絞痛を主とす。故に只腹痛のみにては効なし」。中脘から鳩尾を越え膻中あたりに及ぶ，絞るような激しい痛みであること。「大小建中湯の治すること能わざる処に奇中す」。これを起こす原因として「肝経寒を受け」そのために「面色青惨，厥して泄利する」状態となっている。中を温める力は乾姜よりも良姜が優れているので，そちらを使用していること。こういったケースには虚寒・下痢・腹痛の症状より真武湯が候補にあがるが，それで効果のないときに使用する。

　また，肝経が寒を受けた場合，ファーストチョイスは当帰四逆（加呉茱萸生姜）湯であるが，この場合は下腹から鼠径部，陰器のあたりの痛みのほうが多く，また腹満の頻度も少ないことが鑑別点になる。

　解急蜀椒湯は，同じく『勿誤薬室方函口訣』に「塞疝気，心痛刺すが如く，臍を繞(めぐ)り腹中尽(ことごと)く痛み，白汗出で絶せんと欲する」とあり，鑑別に困ることがある。私は，高良姜湯

は鳩尾を中心に上下および両脇の痛みが主であるものに用い，解急蜀椒湯は「臍を繞り」が痛みの中心であり，ガス貯留も高良姜湯よりは，はるかに多いものに用いている。

症例 5　ほてりのある腹満に女神散

患者：60歳，女性。女神散を使用。

主訴：のぼせ・ほてり・めまい・腹満。

現病歴：日頃は高血圧症に対しカンデサルタンシレキセチル8mgを毎朝，服用中である。3週間前より項部から背中にかけ熱っぽくなる。手掌がほてる。少しフワッとして揺れる感じがする。大便は一応毎日出ているが，残便感があり腹が張るといって来院した。

現症：身長152cm，体重49kg。血圧162/100mmHg。脈は沈弦細。舌はやや紅舌・胖・歯痕・裂紋・微白苔，舌下静脈の瘀血所見はなし。腹診では腹力中等度で，胸脇苦満なし。軽度の心下痞鞕のみで上腹部はやや膨隆し，打診で鼓音を認めた。

治療経過：以上より，女神散エキス剤7.5g/日を分3で処方した。3週間後に来院。服用3日目頃より大便とガスが気持ちよく出るようになり，それにつれて項から背中の熱感・のぼせ感・めまい感がなくなったという。あと2週間分服用させ廃薬とした。

コメント：私が使用したエキス剤では，女神散は浅田家方となっている。よって，原典は不明である。構成生薬は，当帰・川芎・朮・香附子・人参・桂皮・黄芩・黄連・甘草・木香・檳榔子・丁子・(大黄)で，適応は宗伯の前出の書では「血証上衝眩暈を治す」となっている。しかし私は構成生薬より，

黄連・黄芩・人参が心下痞鞕に，木香・檳榔子・丁子（大黄）が腹満と軽度の便秘に有効であると考えて投与し，しばしば著効を得ている。要するに，女神散証には心下痞鞕があり，腹内にガスが貯留している場合が多いということである。過去の書物に記載はないので，後人の検討を俟ちたい。

便秘を伴う腹満

瀉下薬と行気薬を組み合わせる

頑固な腹満と便秘があり，消化器専門の先生方から「西洋薬の効果が全くないが，漢方ではどうなのか」と紹介されてくる患者さんはけっこう多い。そのようなケースも大部分の方が漢方で短期間で軽快することを経験している。そのような例を2つのパターンに分けて述べさせていただく。

ひとつはお腹が張って苦しい場合。ほとんどが腸や胃にガスが貯留していることが原因となっている。漢方薬を選定するにあたっては『金匱要略』の特に「腹満寒疝宿食病脈証治」でまず対応することができる。

実満に対しては急性期には厚朴三物湯，亜急性〜慢性期の場合は厚朴七物湯がよく効いている。それらで今ひとつの場合は檳榔子・木香を加味すると，さらに有効率が上がる。檳榔子・木香は，エキス製剤にある女神散に含まれている生薬であるが，大黄・芒硝・厚朴・枳実等で今ひとつ効果のない便秘やガス貯留に対して，これらが含まれる方剤に切り換えたり，または加味したりして使用すると，より効果を発揮できるようになる。

中薬学（『中医臨床のための中薬学』，東洋学術出版社）では，

木香は行気薬に分類され，効能は，①行気止痛（胃腸気滞の腹満・腹痛・悪心・嘔吐などの症候に，砂仁・藿香・陳皮などと用いる。食積や湿熱による腹満・腹痛・便秘あるいは下痢・テネスムスなどの症候には，黄連・枳実・檳榔子・大黄などと使用する），②健脾消食・止瀉（脾胃気虚の気滞による腹満・悪心・少食・食欲不振・慢性の下痢などの症候に，人参・白朮・茯苓・半夏・縮砂などと用いる）とあり，他の生薬と上手に組み合わせることで，実に多面的な効用を示すことが記されている。

一方，檳榔子は同書では木香と同じく行気薬に分類され，その効能として，①行気消積・瀉下（食積気滞の腹満・腹痛・便秘・排便がすっきりしないなどの症状に，木香・大黄などと用いる），②利水消腫，③殺虫，とある。②については，第3の利尿剤としてこの生薬が含まれる九味檳榔湯などが活用できるということと考えられる。③については，現代はピランテルパモ酸塩等，よい駆虫薬があり，これを目的に使用することは，私の経験ではない。

行気薬の中には，他に香附子・烏薬・陳皮・枳実・枳殻・厚朴・砂仁・薤白・大腹皮などが含まれており，ストレスの多いこの時代は気が滞りやすいので，それらを上手に使い分けしていくことがますます求められるようになってきた。

要するに，便秘がある特に実証タイプの腹満に対して，瀉下作用のある大黄・芒硝にこれらの行気薬をいかに上手に組み合わせて使用するかということである。

厚朴七物湯と大承気湯

厚朴七物湯は桂枝湯から芍薬を除き，厚朴三物湯を合方した構成である。芍薬は吉益東洞の『薬徴』では，「結実して拘攣

するを主治する。旁ら腹痛，身体不仁，疼痛，腹満，咳逆，下利，腫脹を治す」とあり，私は横紋筋や平滑筋の痙攣状態に使用するのだと理解している。西洋医学的には副交感神経節遮断薬＋筋弛緩薬＋NSAIDsのような働きであろうか？

　厚朴七物湯の原典は『金匱要略』の「腹満寒疝宿食病脈証治」で「病腹満，発熱十日，脈浮而数，飲食如故，厚朴七物湯主之」である。こういったケースで「嘔者加半夏，下利去大黄，寒多者加生姜」の加味については，けっこう参考になる。

　吉益東洞は『方極』で「腹満，発熱し上衝して嘔する者を治す」とそれを使用するポイントを簡潔にコメントしている。

　本方の条文について王叔和の『脈経』では「腹満を病みて発熱数十日，脈浮数，飲食故の如きは厚朴三物湯」となっている。また「腹満痛」が厚朴七物湯となっている。どちらが本当なのであろうか。このことは尾台榕堂がその著，『類聚方広義』の厚朴七物湯の頭註ですでに指摘している。

　そこで私は構成生薬の違いと過去の症例の経験より，厚朴七物湯は厚朴三物湯合桂枝去芍薬湯なので，厚朴三物湯より腹満便秘がやや長引き，またやや虚証タイプに使用するようにしたところ，数々の著効を得ている。厚朴七物湯を使用する機会は私のところではけっこう多い。ちなみに，この厚朴七物湯をエキス剤で応用するなら，大承気湯合桂枝湯でよさそうである。

　さて，話を『類聚方広義』の頭註に戻すことにする。

　「傷食吐下の後，胸中爽快ならず乾嘔し腹満し或いは頭痛し熱ある者を治す」

　「痢疾，腹満拘急し発熱腹痛劇しく而して嘔する者を治す。芍薬或いは芒硝を加えて亦良し」

　芒硝を加味すれば，これはまさしく大承気湯であり，芍薬を

加味すれば桂枝加芍薬湯を厚朴三物湯に合方することになる。

であるならば，榕堂の頭註にあるケースに対しては，むしろ小承気湯や大承気湯のみでも有効なのではなかろうか。「若僧が何を言うか」と怒られそうであるが。

症例6 頑固な便秘に温脾湯加木香・檳榔子を用いた例

患者：75歳，女性。

現病歴：若い頃より頑固な便秘があり，5日に1回，自力でなんとか排便していた。今年に入り自力で排便できなくなり，25日間出なかったところ，腹満・腹痛がひどく近所の医院に入院した。浣腸等ではなんとか出るものの，いろいろな緩下剤（センノシド12mg 3T，酸化マグネシウム1.5g×3，麻子仁丸3包，ピコスルファートナトリウム水和物等）を服用するも，すっきり出ないばかりか悪心がひどくなり，漢方治療を求めて来院した。

現症：身長150cm，体重50kg。血圧166/82mmHg。脈は沈細渋。手足は厥冷。舌は紅舌・微乾白苔。腹力弱く，上腹は特に左側に打診で鼓音。下腹は便塊を触知した。

治療経過：種々の緩下剤によって内臓が冷えた状態が背景にあると考えた。また日頃，柿や梨等の体を冷やす果物をよく食べていることもヒントとなった。そこで附子理中湯と大建中湯をエキス剤で処方した。1週間後来院して，大便は服用3日後にコロコロしたのが少し出たのみという。

こういった寒熱虚実錯雑とした便秘のケースに私が愛用しているのが温脾湯であり，パワーアップの目的で蛇足かもしれないが，木香・檳榔子を加味して煎じ薬を作り投与した。

2週間後来院，ニコニコ顔で，服用3日目頃から急に大便が気持ちよく出て，現在日に2〜3回，しかも普通便が気持ちよく出るようになったという。吐き気がときどきあるというので，エキス剤の小半夏加茯苓湯を兼用したところ，その後の経過はすこぶる順調である。

コメント：温脾湯は『備急千金要方』が出典で，構成生薬は大黄・人参・甘草・乾姜・附子の5味である。わかりやすくいうと，四逆加人参湯に大黄を加味したものである。浅田宗伯は『勿誤薬室方函口訣』のコメントで，「温下の極剤とす。桂枝加大黄湯，大黄附子湯に比すれば其の力，尤も強し。脾胃冷実というが目的なり」「温薬で効なき証に大黄と附子を組み合わせ，寒熱交え用ゆること深味あり」と述べている。

このタイプの逆に使うのが黄竜湯すなわち大承気湯加人参・当帰・甘草であり，中間に使用するのが調胃承気湯加人参である。

なお，温脾湯をエキス剤で代用する場合は附子理中湯合大黄甘草湯である。また，これだけでうまくいかない場合は木香・檳榔子などの行気薬を加味するとより有効率が上がってくる。エキス剤の場合は，他の成分がかなり余分であるが，女神散を適量合方することになる。

症例7　急性の便秘に厚朴三物湯を用いた例

患者：80歳，女性。

現病歴：元来便秘がちであったが，X年9月初め，あまり暑いのでアイスキャンディー3本とかき氷を食べたところ，腹がパンパンに張り，大便が全く出なくなったといって来院した。

現症：身長155cm，体重76kg，腹囲120cmと肥満。血圧124／70mmHg。腹力は十分あり，脈は沈実。臍を中心に盛り上がり，強く押さえるとあちこちが痛むという。打診で鼓音が著明。

治療経過：原因は腹を冷やしたためと思われたが，実証で急性の腹満・便秘であるので厚朴三物湯を煎じ薬で投与した。服用2日目頃より硬い便がたくさん出た。ガスも大量に出た。それにつれ腹満がなくなり，現在は毎日少し軟らかい便が出て大変気持ちがよくなったという。計21日分服用させ，その後は調胃承気湯エキスと茯苓飲エキスを7.5gずつ分3で合方して投与し，経過はすこぶる順調である。

コメント：厚朴三物湯は『金匱要略』の「腹満寒疝宿食病脈証併治」が出典であり，原文は「痛んで閉ずる者……」である。構成生薬は厚朴・大黄・枳実の3味で，小承気湯と薬味は同じであるが，行気薬の厚朴の量が約倍量になっているのが違うところである。その分，小承気湯証よりはガス貯留による腹満が強い場合に使うということである。それで東洞先生は『方極』で「小承気湯証にして腹満劇しき者を治す」と，この方の適応を実に的確に述べている。

症例8　抗生物質による便秘に厚朴三物湯を用いた例

患者：55歳，男性。

既往歴：3年前，肝臓がんで部分的な肝切除術を受けている。糖尿病はインスリン治療中である。

現病歴：X年10月20日，感冒に罹患，抗生物質を服用したところ，大便が出なくなり腹が張って苦しく，また痛みがひどいといって，10月25日に当院を受診した。

現症：身長171cm，体重78kg，腹囲97cm。血圧168／82mmHg。脈沈弦。腹力あり，臍～上腹にかけて膨満し圧痛を認めた。

治療経過：以上より厚朴三物湯を煎じ薬で投与した。1週間後来院，服用翌日より大便とガスが多量に出て，それにつれ腹満・腹痛がなくなり，4日分の服用ですっかりよくなったという。

コメント：私は実証タイプで腹満・腹痛・便秘の比較的急性期にこの方剤をよく使用し，しばしば著効を得ている。さて，これをエキス剤で作るのは難しそうである。

症例9 頑固な腹満と便秘に厚朴七物湯を用いた例

患者：79歳，女性。

主訴：頑固な腹満と便秘。

現病歴：糖尿病専門医の紹介状を持って来院した。それによると，20年以上前より糖尿病があり，現在インスリン治療中である。もともと便秘がちであったが，2年前より腹部膨満感が出現し，あちこちの医療機関を受診し，上下部消化管検査，CTスキャン，婦人科精査を受けた。器質的なものは何もないと言われ，いろいろな薬を投薬された。大便はなんとか出るものの腹満が全く改善しないとのことである。

現症：身長148cm，体重62kg。血圧126／74mmHg。肥満がある。脈は沈弦，舌は淡紅，胖，微白苔。腹診では腹力中等度で臍を中心に膨隆。腹部単純X線写真では胃，小腸の一部，大腸にガスの貯留を認めた。

治療経過：糖尿病性胃腸障害（Diabetic Gastroenteropathy）と思

われた。西洋薬ではセンノシドとモサプリドが投与されていた。そこで，発汗後ではないが，中間からやや虚証に使用するところの厚朴生姜半夏甘草人参湯を煎じ薬で使用した。センノシドなどで腹満は残ってはいるものの大便は一応出ていたからである。1週間後に来院して「腹満は少しよい。以前よりある動悸を一緒に治してほしい」というので，竜骨・牡蛎を加味した。2週間後には腹満も動悸もだいぶよいという。しばらく継続服用させていたが，センノシドを止めたら急に便秘がひどくなり，腹満がぶり返した。初診3カ月後のことである。そこで厚朴七物湯に切り換えたところ，大便の出はスムーズとなり，排ガスが増え，日を追うごとに改善した。

　ところが，本例は高齢者であるが，ときどき冷たい飲みものを嗜むことがあり，そのときは「お腹がキューッと痛くなる」という。それで現在は前方に蜀椒・附子を加味して投与中であり，すべて順調な経過をたどっている。

コメント：腹満に苦しむ人が多いことは，『金匱要略』の中にわざわざ「腹満，寒疝……」の篇が設けられていることからもよく理解できる。現代はストレス社会のせいもあるが，肝気鬱結から気滞を起こし，結果として胃や腸のガス貯留による腹満が主訴となるケースが増えてきたように思える。格言にも「物言わぬは腹ふくるるわざなり」とある。

　こういった腹満に西洋薬は意外と効かない。漢方の場合は，漢方医学的診察に基づき，的確な漢方薬を処方すれば，けっこう効いている。また，肝気鬱結状態に対し，西洋医学では精神安定剤や抗うつ剤，SSRIなどが投与され，心の安寧は得られるかもしれないが，副交感神経節遮断薬的な働きもあり，消化管系に対しては腹満をかえって増悪する方に働く可

能性がある。漢方の場合，そういったケースには疏肝解鬱作用のある柴胡・芍薬・香附子・烏薬・蘇葉などを適宜加味すれば解決できることも多い。

症例10 急性の腹痛・悪心・便秘・腹満に大承気湯を用いた例

患者：73歳，男性。

主訴：急性の腹痛・悪心・便秘・腹満。

現病歴：夕食で，おから・ブリの照り焼き・生野菜を大量に食べた。翌日，午前2時頃，急に腹満を感じ，臍を中心にキリキリした痛みが生じて覚醒した。むかつきがひどく，便所に行ったが大便は出そうで出ず，嘔吐はなかった。それまでは便秘は全くなかったといって，朝一番に来院した。

現症：身長167.5cm，体重76.8kg。血圧136／80mmHg。実証タイプ。脈は沈実。腹は臍を中心に膨満し，心下から下腹にかけ，少し押さえても痛みがある。腹部単純X線写真では著明なガス貯留はなく，もちろんイレウス的所見は認めなかった。

治療経過：西洋医学的には食中毒ないしは食積による急性胃炎＋急性便秘症と思われた。こういった場合に使用する漢方は胸脇苦満と心下急があれば大柴胡湯であるが，それがなかったので大承気湯をエキスで投与した。服用後，大量の大便が出て，瞬く間に腹痛・腹満・悪心がなくなったという。計3日分で治療を終了した。

コメント：大承気湯は小承気湯に芒硝を加味したというよりは，むしろ厚朴三物湯に加味したと考えたほうがよい。なぜなら小承気湯より厚朴をかなり多目に使用しているからである。厚朴は，東洞先生の『薬徴』では「胸腹脹満を主治する

なり。旁ら腹痛を治す」とある。また中薬学（『中医臨床のための中薬学』，東洋学術出版社）では行気薬に分類され，効能は①行気化湿，②下気除満，③燥湿化痰・下気降逆となっており，枳実と組み合わせることで有形の実満を除き，無形の湿満を散じると記されている。

　このことから考えても，大承気湯は小承気湯などよりも腹満や便秘（燥屎）の程度が強いものに用いるとよいということがわかる。

下痢

　最近頑固な下痢を主訴として来院する患者が増えてきた。その原因としてはストレス社会が背景にあるのと，飲食の不摂生や余分な水分の摂りすぎ等による裏寒が考えられる。
　西洋医学的には過敏性腸症候群と診断され，ロペラミド塩酸塩やラモセトロン塩酸塩等が一般的に処方されている。大部分の人はそれらの薬で改善していると思われるが，漢方治療に回ってくるのはそういった薬が無効のケースである。
　それらは『傷寒・金匱』の薬方で大部分解決できるが，それでもうまくいかない症例がときどきある。残念ながら私の実力不足と思う。そのような，あくまで私からみた場合の難治例について症例をまじえて報告する。ただし痢疾や霍乱ではなく東洋医学的には泄瀉に属するケースである。西洋医学的には細菌やウイルス等による食中毒等のために起こる急性胃腸炎ではなく，いわゆる過敏性腸症候群等に分類されるタイプである。
　さて「泄瀉」とは香月牛山の『牛山活套』(名著出版)によると「脾胃虚弱し飲食過度し外は六淫の気に感じて発」した状態であり，その治は「脾胃を健にし，湿を燥し小便を利すべし」である。
　泄瀉に対しては，あくまで私が考えた分類であるが，**表**の方剤を鑑別して使用することになる。

表 方剤選択のポイント

分類		方剤名
脾胃虚弱系	四君子湯系	啓脾湯・参苓白朮散
	平胃散系	胃苓湯・不換金正気散
	桂枝人参湯系	逆挽湯・胃風湯
	升陽除湿湯系	升陽除湿湯・麻黄升麻湯
半夏瀉心湯系	断利湯	
収渋薬系	赤石脂禹余粮湯・黄土湯・桃花湯	

啓脾湯

　四君子湯に陳皮を加味したものを異功散というが，それに収渋薬と消積導滞薬を足したものが啓脾湯である（異功散＋山薬・沢瀉・蓮肉・山楂子）。

　つまり啓脾湯は，四君子湯の証に収渋薬と消積導滞薬の症状すなわち下痢症状，特に不消化物が混じるなどの症状が加わった状態に使用するということである。

　ちなみにT社の添付文書の適応に啓脾湯は「やせて，顔色が悪く，食欲がなく（ここまでは四君子湯の適応と同じ），下痢の傾向があるものの次の諸症：胃腸虚弱，慢性胃腸炎，消化不良，下痢」と記載されている。私はこの中で消化不良にポイントを置いている。なぜならば，消積導滞薬の山楂子が含まれているからである。

　山楂子は，中薬学（『中医臨床のための中薬学』，東洋学術出版社）では「脾胃を健運して飲食の積滞を消積導滞する薬物」と定義されている。わかりやすくいえば，脾胃虚弱による消化

不良状態に対して消化酵素的な働きをする生薬である。

　山薬は中薬学では補気薬に分類され，補脾止瀉の目的で朮・茯苓の効果をパワーアップするために加味されている。ただし，六味丸や八味丸の山薬は，補腎固精・縮尿のためにある。

　沢瀉は利水滲湿薬に分類され，茯苓とともに水湿停滞による尿量減少・泥状便の改善に追加されている。

　蓮肉（子）は収渋薬に分類されている。中薬学では「収斂固渋の効能をもつ薬物」と定義されている。わかりやすくいうと，表皮や粘膜，括約筋などがさまざまな原因で締まりが悪く緩んだために，中のものが外に滲み出したり漏れ出したりするのを，酸っぱくて渋い味の生薬を使用して引き締めて余分に出ないようにする働きである。

症例1　不消化物の混じる下痢に啓脾湯を用いた例

患者：73歳，男性。

主訴：2年以上続く下痢。

現病歴：X－2年頃より，ストレス時や油っこいものを食べたときに突然下痢をする。特に食後30分ぐらいして起こる。3〜4回/日で，下痢の性状は水様性で不消化物が混じることが多い。腹痛はない。X年7月6日に初診。

現症：血圧112/74mmHg。痩せ型で脈は沈脈。舌はやや紅で胖・薄白苔。腹診では腹力弱く，臍傍〜上に腹部大動脈の拍動を触知した。振水音（＋）。

治療経過：四君子湯タイプで不消化物の混じる頑固な下痢より，啓脾湯エキス7.5gを分3で投与した。2週間後に来院。服用3〜4日して諸症状がドラマチックに改善したとのこと。

患者の希望があり，以後継続服用中である。

コメント：消積導滞薬について追加で述べておく。

・山楂子：油膩肉積による腹満・腹痛・下痢。

・神麴：同上。

・麦芽：麺食積滞。

・穀芽：穀食積滞。

　西洋薬的な立場からいうと，山楂子・神麴はトリプシン・リパーゼ的な働き，麦芽・穀芽はアミラーゼ的な働きと理解してよさそうである。

　また，収渋薬の代表生薬としては蓮肉の他に山茱萸・五味子・烏梅・芡実・赤石脂・禹余粮などがある。これを主体とした方剤として赤石脂禹余粮湯や桃花湯（赤石脂・乾姜・粳米）がある。ちなみに黄土湯に含まれる伏竜肝こと黄土は，中薬学では止血薬に分類されているが，渋腸止瀉の効能もあるので脾虚の慢性下痢に十分使える。

胃風湯

　胃風湯は当帰・川芎・芍薬・白朮・茯苓からなる当帰芍薬散去沢瀉に桂枝・人参・粟を加味した構成である。エキスなら当帰芍薬散合桂枝人参湯で代用できそうである。そうすると粟は入らないが，粟は『中医臨床のための中薬学』では別名秫米といわれ，安神薬に分類され，益陰和胃・安神の働きがあるとされている。しかし下痢止めの方剤にわざわざ入れる必要があるのだろうか。ただし矢数道明先生はその著『臨床応用漢方處方解説』の同方の解説で「粟は腸管の弛緩をひきしめる」とコメントされているが，用量が２ｇ/日であり，本当に必要なのか

私にはよくわからない。しかし原典には「粟米百余粒」とあり，それならば絶対必要だと考えられる。煎じの場合は原典通りに加味し，エキスは前述した形で使用している。

適応は『局方』では「大人・小児が風冷虚に乗じ，入りて腸胃に客し，水穀化せず，泄瀉注下，腹脇虚満，腸鳴疗痛及び腸胃の湿毒下りて豆汁の如く或は瘀血を下して，日夜度無きを治す，並に宜しく之を服すべし」と記されている（『訓註和剤局方』吉冨兵衛訓註，緑書房，巻の六，瀉痢附秘渋，p.203より引用）。

矢数道明先生の『臨床応用漢方處方解説』には，応用として「慢性に経過し，衰弱の状を呈した虚証の下痢で小腸ばかりでなく，かえって大腸や直腸部に慢性の炎症があるときに用いる。……半夏瀉心湯や真武湯の応ぜぬ慢性下痢症等に応用される」とある。また目標として「日常胃腸の虚弱な人で寒冷などによって下痢を起こしやすく，慢性に経過して体力も衰弱に傾き……，便は軟便・不消化便あるいは水様便のことも，あるいはわずかに粘液や血液を混ずることもあってよい。回数は2〜3回……腹も虚して軟らかい」と述べられている。

なんとなく胃風湯証のイメージが湧いてきただろうか。次の症例が胃風湯が効くタイプである。

症例 2　飛び散る下痢に当帰芍薬散と桂枝人参湯（胃風湯の方意）を用いた例

患者：24歳，男性。
現病歴：数年以上続くいわゆる交代型の過敏性腸症候群で，便秘はよいが，下痢がいったん始まるとあらゆる止瀉剤が効かない。日に5〜6回出る水溶性下痢を漢方でなんとか止めて

くれといって来院した。

現症：身長164cm，体重81kg。血圧136/86mmHg。ポッチャリした水太りタイプに見えたが腹力は中等度で両側性の胸脇苦満と腹直筋の臍下に及ぶ拘攣，両下腹の瘀血と思われる圧痛を認めた。

治療経過：肝鬱がらみの下痢と考え，また腹腔内の毒をさばく目的で思い切って大柴胡湯合通導散を投与した。3日後，大量の便が出たが，嘔気がするという。そこで二陳湯を処方し，以後思いつくいろいろな方剤を投与するも全く反応しない。真武湯・啓脾湯等に変えても改善傾向がない。そこで下痢するときの状態をよくよく聞いてみると，排便の際，「ピチピチ飛び散る」という。外が寒いと特にひどいという。これはまさしく霜腹気であり胃風湯の証ではないかと判断した。仕事の関係で煎じる時間がないというので，エキス剤で治療することにした。当帰芍薬散と桂枝人参湯を7.5gずつ合わせて分3で投与したところ，あれほど頑固だった下痢もようやく止まってくれた。

　以後，下痢するときの状態をよく聞いて，胃風湯を処方するようになった。またこのタイプには，後で述べる「ダルム散」を併用すると，さらによいようである。

コメント：この胃風湯の加味として矢数先生の同書より引用すると，「冷瀉によし。冷湿腸に入て瀉するに用ふ。腹鳴には木香を加ふ。虚人臍下冷痛するに木香を加へよきことあり。産後の瀉にもよし。小児弱く大便不調に用ゆることあり」(『叢桂家方口解』)。次がポイントになりそうだが，「八物湯より熟地黄，甘草を去りたる方なり。其の意にて治を施すべし」というところである。気血ともに衰弱してしかも冷えて下痢

するときによいということであろう。「……冬月，厳寒の時，腹絞痛し排すること一雨行。……和俗に霜腹気（霜が降ると腹痛，下痢を訴える）……木香，炮姜，砂仁，良姜を加えて奇効あり」（『牛山方考』）も参考になりそうである。これらの生薬は勉強しておくと有効に使えそうである。

桂枝人参湯の加味方と逆挽湯

　桂枝人参湯は『傷寒論』の方剤で，東洞の『方極』では「人参湯証で上衝し急迫劇しき者を治す」とある。ポイントは「（略）協熱して利す。利止まず心下痞鞕し表裏解せざる者」である。要するに藤平健先生がいうところの「太陽桂枝湯の証と太陰人参湯の証の併病」（『類聚方広義解説』創元社）の状態に使用するということである。

　そして，この桂枝人参湯に枳実・茯苓を加味した方剤が名古屋玄医の創方とされる逆挽湯である。この逆挽湯が江戸時代にけっこう有名であったのは，原南陽が『叢桂亭医事小言』で紹介していることでよくわかる。

　「逆挽」とは「逆流挽舟」を略した言葉である。それでは，この逆流挽舟とはどういう内容であろうか。それを知る上で有用な書物が前述の『中薬の配合』である。私は漢方の解説書はけっこうな数を所有しているが，この本はその内容の充実度においてトップクラスである。同書の104頁に，「昇降浮沈による薬の組み合わせ」のひとつとして「逆流挽舟（汗法による下痢治療）」が載っている。それによると「昇散性のある薬を使って，下痢を治療する方法」である。要するに腸管内の水穀が吸収されずに下へ流れてしまう状態に対して，気を上に引き上げ

表邪を解く，あるいは表から汗を発散させることで治療しようというもので，すなわち水流に逆らって舟を上流に進めるような治療法である。

具体的には，羌活・独活・柴胡・前胡などの昇陽達表薬に枳殻・桔梗などを合わせて気機の昇降のバランスをとり，さらに人参を加えて気をパワーアップするという方法である。

ただし，日本で逆挽湯といって使用している方剤は名古屋玄医の創製で桂枝人参湯に枳実と茯苓を加味したものである。浅田宗伯の『勿誤薬室方函口訣』には，「一二日微熱あり，泄瀉数十行にして後に血を帯び，裏急後重するを治す」とある。その作用機序として「逆流挽舟と云う譬えにて，下へおりきる力のなき者は，一応上へずっと引き上げて，ハズミを付くれば，其の拍子に下だる理にて，虚寒下痢にて後重する者は，桂枝人参湯にていったん表へ引き戻し，其の間に枳実，茯苓にておし流すときは，後重ゆるむと云う意なり」と書かれ，先出の『中薬の配合』の定義とは少し違うようである。玄医の逆挽湯が効いた例を報告する。

症例3 胃風湯から逆挽湯に変方した例

患者：41歳，男性。

主訴：食事と関係なく，1日に5～6回の下痢（水様便～軟便）がある。

現病歴：15～16年前より出現。原因は，その頃に環境が変わり，心身ともにストレスが多かったためという。起床後2時間くらいすると便意があり，便所にあわてて行くと水様便～軟便が飛び出すようにパッと出て気泡が混じる。近所の医院

で人参湯や真武湯を処方されて服用したが，全く効果がないといって当院を訪れた。

現症：身長165cm，体重62kg。血圧112/70mmHg。脈は左沈弦（関脈），右は細。舌はやや紅舌，胖で歯痕あり，微白苔，裂紋少し。腹力は中等度で，両側性の胸脇苦満，腹直筋の拘急，左下腹のS状結腸のあたりに圧痛を認めた。

治療経過：中医学的には肝脾不和で，腹診所見を参考にすると四逆散証のように思えたが，寒くなると特にひどくなる（霜腹気？），排便時にパッと飛び散るように出る，便に気泡が混じる等を参考にして，煎じで胃風湯（『和剤局方』）を投与した。服用5日後に普通便となり，しばらく調子がよかったが，42日後にまた泥状便となり，さらに裏急後重が出たので逆挽湯（すなわち桂枝人参湯加枳実・茯苓）を処方した。2週間後に来院。ドラマチックに効いたとのことで継続服用中である。

症例4 裏急後重に逆挽湯を用いた例

患者：52歳，女性。

主訴：頭痛・悪心・胃の痞え・裏急後重を伴う下痢。

現病歴：来院の2日前，急に悪寒と頭痛があり，その数時間後から悪心と胃の痞えがあった。また，便意があって，トイレに行くとお腹が渋るような感じで水様性の下痢があり，排便してもなお残便感があった。発症してから10数回トイレに行ったという。

現症：身長167.7cm，体重43.2kg。血圧102/66mmHg。手足は冷えているが顔色はのぼせ気味。脈は沈細。舌は淡暗紅紫・

胖・歯痕・白苔。腹診では腹力はやや弱で心下痞鞕，同部は按じて冷たく感じられた。

治療経過：桂枝人参湯証のように思われたが，裏急後重があることより桂枝人参湯に枳実と茯苓を加えた玄医の逆挽湯を煎じ薬で投与した。

4日後に来院。服用から3日以内にしぶり腹を含めすべての症状が快癒したとの報告があった。

コメント：宗伯の同書には，逆挽湯は「一二日微熱あり，泄瀉数十行にして，後に血を帯び，裏急後重するを治す」とある。また，「此の方は桂枝人参湯に枳実，茯苓を加うる者にて，其の手段は，逆流挽舟と云う譬たとえにて，下へおりきる力のなき者は，一応上へずっと引きあげて，はずみを付くれば其の拍子に下だる理にて，虚寒下利にて後重する者は，桂枝人参湯にていったん表へ引き戻し，其の間に枳実，茯苓にて押し流すときは，後重ゆるむと云う意なり」とあり，その適応がよくわかる。

要するに桂枝人参湯証で特に裏急後重が強いときに使用すればよいわけである。

また，同書の中で宗伯は裏急後重を証の中に持つ方剤として，ほかに四逆散・白頭翁湯・大承気湯・桃花湯などをあげ，よく弁別するようにアドバイスしている。参考になる。

升陽除湿湯（脾胃虚弱系）

升陽除湿湯は李東垣の『脾胃論』が出典である。私のイメージとしては，啓脾湯や参苓白朮散タイプだと思ってそれらを投与しても効果のないケースに二の手あるいは三の手として考え

ておくべき処方である。この方剤については『中薬の配合』(丁光迪著，東洋学術出版社）の同方についての記載が大変参考になるのでそれを参照しながら述べる。

主治は「脾胃虚弱による食欲不振・腸鳴・腹痛・重度の下痢・濃尿・四肢の弱り」となっており，これだけをみると，四君子湯系の例えば啓脾湯や参苓白朮散等でもよさそうであるが，構成生薬の方意が全く違うのである。そこでそれを整理して紹介する。

- 柴胡・升麻：昇提作用・昇陽作用。
- 猪苓・沢瀉：利水滲出作用。
- 陳皮・半夏：去痰飲作用。
- 防風・羌活：解表（辛温）作用。
- 益智仁：温脾止瀉・温腎固精作用。
- 神麴・麦芽：消積導滞作用。

そして生姜・大棗・甘草といった内容である。

作用機序を私なりに推定すると，脾胃虚弱で管腔内に貯留した湿邪（余分な役立たずの水分）を吸収して上に昇らせ（引き上げて），一方では汗として出し一方では小便として出すことで下痢を止め，また消化不良物は神麴・麦芽で消化吸収するということである。要するに湿勝，すなわち腸管内の余分の水分が非常に多い状態に対して，人参・白朮・茯苓・黄耆などの単なる補気剤ではパワー不足というか適応違いの場合にこの方剤を用いる機会があるわけである。

症例 5 頑固な下痢に升陽除湿湯を用いた例

患者：76歳，男性。
主訴：頑固な下痢。

現病歴：X年5月に感冒に罹患，その後下痢（水様便〜軟便）が続き，消化器科の検査では器質的な変化は何もなく過敏性腸症候群と診断された。ラモセトロン塩酸塩錠が処方され，服用するも全く効果がなかった。そのうえに3kgの体重減少があり，同年6月29日，当院を受診した。

現症：身長164cm，体重54kg。脈沈弦細。舌は紅舌，裂紋，微白苔。腹診は腹力弱で心下は按じて冷たく感じられ，臍の周辺で腹直筋の拘攣を認めた。

治療経過：太陰〜少陰の裏寒による下痢と考えた。よって真武湯合人参湯を処方したが下痢（軟便）は1日2回あり，少し不消化物が混じるというので，10日後に啓脾湯に変更した。それでも変化がなく，1週間後に断痢湯に変更したが，全く状況は変わらなかった。次は参苓白朮散にしようかと一瞬迷ったが，やはり脾胃虚弱がベースにあると考え，7月23日より升陽除湿湯に切り替えたところ，1週間後の来院時，「ドラマチックに効いて下痢はなくなり，普通便が1日1回気持ちよく出るようになった」というので，その後も継続服用させ，今のところ順調である。

コメント：升陽除湿湯は，私の理解ではファーストチョイスの方剤ではないと思っている。私は先の表で示した「脾胃虚弱系」の方剤の中の特に四君子湯系や桂枝人参湯系でうまく改善できなかった場合に升陽除湿湯を使用している。憶えておいて損はない方剤である。

半夏瀉心湯の加味方と断利湯

症例 6　水様性下痢に半夏瀉心湯を用いた例

患者：64歳，女性。

主訴：心下痞・腹中雷鳴・下痢。

現症歴：生来胃弱で，ちょっとしたストレスや飲食の不摂生で下痢をしていた。今回は仕事の過労が続き，ストレスによる過食で1週間前より食後の胃もたれと痞えがあった。「腹がゴロゴロ鳴り」便意を感じてトイレに行くと水様性の下痢で，ときに不消化物が混じっていた。排便回数は日に3〜5回。

現症：身長152.5cm，体重52kg。脈は沈弦。舌はやや紅で胖，白苔。腹診では腹力は，やや弱〜中等度で心下痞鞕を認めたが局所の冷えはなかった。

治療経過：半夏瀉心湯のエキス製剤を投与し，3日目にすべての訴えが改善した。念のため1週間分をさらに投与して廃薬とした。

コメント：この方剤は『傷寒論』を出典とし，東洞の『方極』では「嘔して心下痞鞕して腹中雷鳴する者」が適応であるとしている。構成生薬は半夏・黄芩・黄連・人参・乾姜・甘草・大棗の7味であるが，これをさらにパワーアップするための加減方が浅田宗伯の『勿誤薬室方函口訣』に載っている。

「余喜半夏瀉心湯を運用す。而して加減亦法あり」とあり，宗伯の得意処方のひとつであったと思われる。そして，その加減方の具体例として「其の心下逆動悸ある者茯苓を加え」（東洞の『薬徴』には茯苓は悸および肉瞤筋惕（にくじゅんきんてき）を主治とある）

「背悪寒する者は附子を加え（略）」との記載がある。

　本例は，その1年後に上記の主訴に加え，「背中がゾクゾクして寒い」といって再度受診した。その際の腹診では心下痞鞕があり，按じて少し冷えがあったため半夏瀉心湯に附子を加えて処方したところ，ドラマチックといっていいほどの効果を認めている。

　さらに宗伯の同書には，「気鬱する者香附子を加う」とあるので，ストレス的なものが背景にある場合は，エキス製剤を使用するなら香蘇散を合方するとよい。

　そのほかにも，「癖飲（へきいん）ある者呉茱萸，牡蛎を加へ」などの記載があり，けっこう応用範囲が広い。その中で知っておいて損がないと思われるところを抜粋すると「船暈（せんうん）」と「噦（えつ）」であろうか。

　また，頑固な下痢に使われることが多い方剤として，断利湯（出典は『外台秘要』）があるが，その構成は半夏瀉心湯去黄芩加茯苓附子であり，上記の半夏瀉心湯の加減方のひとつである。

　同書に「竜骨を加え胸心下の伏水を治す」とあるように，心下のチャポチャポという音が強いときには竜骨を加えるとよい。そこで断利湯を使用するポイントは「もともと心下に水飲あり既に陰位に陥りて下利止まざる者」に適応することである。すなわち，半夏瀉心湯の適応と思われるが，それが長引き虚証になってきている状態ということである。

症例 7　長引く下痢と腹鳴

患者：70歳，男性。

主訴：1週間以上続く下痢と食後の腹鳴。

現病歴：X年6月下旬，ベトナムで食べたものが合わなかったのか帰国後に発熱し，それから3～4日して食後にお腹がゴロゴロして「シャーッと水のような下痢」をするようになった。近所の医院でもらった下痢止め（ロペラミド塩酸塩）は逆に腹が張って苦しくなる。「漢方でなんとかならないのか」といって発症から1週間後に来院した。

現症：身長168cm，体重68.4kg。血圧124／70mmHg。やや憔悴した感じ。舌は淡紅・胖・歯痕・白苔。脈は沈細。腹診では腹力は中等度で心下痞鞕，胃内停水を認めた。体温は35.2度と低体温であった。

治療経過：半夏瀉心湯証と思われたが，憔悴した感じや低体温より陰位に陥っていると判断し，断利湯を煎じ薬で投与した。

5日後に来院。下痢は2日後にピタッと止まり，食欲が出て元気に過ごせているとのことだったので廃薬とした。

コメント：証に合うと思われる漢方薬を処方してもいまひとつ快癒しない場合は，1～2味の生薬の加減で素晴らしい効果を発揮することがあり，知っておくと便利である。

漢方を本格的に学ぶ際には，先人の遺した著書，特に治験例を読むことがポイントのひとつになるが，吉益東洞の『建殊録』『東洞先生配剤録』（『吉益東洞大全集』たにぐち書店）や尾台榕堂の『井観医言』（『尾台榕堂全集』日本の医学社）を見る限りでは，そこに書かれた方剤のほとんどは『傷寒論』

や『金匱要略』のものであり，しかもあまり加味した使い方はしていない。

　それに対して，浅田宗伯の治験録の『橘窓書影』には，『傷寒・金匱』の方を単独で使用している症例は意外と少ない。後世派や江戸時代の本朝経験方を含め実に多種多様である。

　ただし，方剤によっては古方の処方をもとにして生薬を２～３加味した方剤に新しい名を冠したものが意外と多い。

赤石脂禹余粮湯と「ダルム散」

　『傷寒論』の条文に「傷寒。湯薬を服して下利止まず，心下痞鞕す。瀉心湯を服し已おわり，復た他薬を以て之を下し利止まず，医理中を以て之に与え利益す甚し。理中は中焦を理す。此の利は下焦に在り。赤石脂禹余粮湯之を主る」とある。

　このタイプの下痢はけっこう存在する。赤石脂も禹余粮も中薬学ではともに収渋薬に分類されているが，この２つをいつも薬局に用意しておくことはなかなか厳しい。そこで私は比較的入手可能な薬物で代用できるものはないかと検討して，結局，天然ケイ酸アルミニウム・タンニン酸アルブミン・ビスマス製剤等を適当に混ぜて「ダルム散」と勝手に名づけて使用している。私の使用経験ではこの証によく効いている。

膀胱炎様症状

　膀胱炎様症状は，女性では年齢を問わず，比較的よくみられる症状のひとつである。細菌性の場合は，西洋医学的には抗生物質による治療が基本になるが，ときにはさまざまな副作用のため，服用を拒否される場合がある。そんなときには虚実を考慮したうえで，竜胆瀉肝湯や五淋散・猪苓湯を鑑別して投与すると，抗生物質を使わずに，しかも比較的短期間に軽快・治癒することが多い。

　しかし，ここで私が取り上げるのは，それらの抗生物質や前述の漢方薬の3方が効かない場合の，更年期および中高年女性の膀胱炎様症状に対する漢方治療についてである。

症例1　温経湯を用いた症例

患者：56歳，女性。
主訴：20分おきの尿意と排尿。
現病歴：昨年5月に閉経した。ところが今年に入り20分おきに尿意があり排尿するが，少量しか出ないうえ，毎回なんともいえない残尿感と局所の不快感が残るので婦人科を受診した。検尿では異常なし。乾燥性の老人性膣炎と診断され治療を受けたが，膀胱炎様症状に対しては全く効果がなかった。この1週間かぜのような症状もあるので，X年4月X日，当院を受診した。

現症：身長149cm，体重63kg。血圧126／74mmHg。脈は沈細。腹力はやや弱で右下腹に瘀血の存在を示すと思われる軽度の圧痛を認めた。また望診上，口唇は乾燥し手指はひび割れているところがあり，乾燥肌で手掌は熱く，耳介の下に乾燥性皮疹。舌は淡紅〜やや紅・胖・歯痕・微白苔，右やや外側に剝苔を認めた。

治療経過：以上より血虚と瘀血，そして津虚を併発した病態が背景にあり，膀胱炎様の症状は，乾燥性の老人性膣炎による局所刺激で生じた症状と考えた。よって温経湯エキスに香蘇散エキスを合方して投与した。香蘇散を選択したのは，東邦大学の筒井末春先生の「SRQ-D（東邦大式抑うつ尺度）」（正常＜10点，うつの疑い＞16点）で16点とうつ傾向を示したことに加え，感冒に効くことも期待したためである。

　2週間後に来院，服用前は20分おきだった尿意が現在は1時間おきに延びた。口唇の乾燥，耳介の皮疹も改善してきた。

　4週間後，尿意は2時間おきぐらいになり，日常生活がすごく楽になった。唇や耳介はすっかりよいという。患者のたっての希望もあり，しばらく継続服用させることにした。

コメント：温経湯の応用範囲は実に多岐にわたっている[1]。それを使うポイントを，私は血虚＋津虚と虚熱に置いている。そのさまざまな症状のひとつに老人性乾燥性膣炎がある。一見，膀胱炎様の症状を示したり，また実際の細菌性膀胱炎を起こすこともしばしばあるが，背景を考慮して，私は温経湯を基本に処方している。有効率は非常に高い。

　温経湯の出典は『金匱要略』の婦人雑病脈証併治である。それには「問曰，婦人年五十所，病下利，数十日不止。暮即発熱，少腹裏急，腹満，手掌煩熱，唇口乾燥，何也。師曰，

此病属帯下，何以故。曾経半産，瘀血在少腹不去，何以知之。其証唇口乾燥，故知之。当以温経湯主之」「亦主婦人少腹寒，久不受胎。兼取崩中去血，或月水来過多，及至期不来」と述べられている。

温経湯はエキス剤にあるので，古来より頻用されていた処方のように思えるが，尾台榕堂の『類聚方広義』や湯本求真の『皇漢医学』にはなぜか取り上げられていない。さらには稲葉克文礼の『腹証奇覧』および和久田寅叔虎の『腹証奇覧翼』にも記載されていない。

温経湯の構成生薬と方意を私なりに解釈してみる。基本に当帰・川芎・芍薬・阿膠・麦門冬があるので，血虚・津虚を補う作用があり，また，当帰芍薬散と違って，朮・茯苓・沢瀉等の利水系の生薬が含まれていないことから，乾燥傾向があるものに用いられる。

以上より，私の考える温経湯証のイメージは次の通りである。痩せて筋張った体つきで，皮膚や口唇は乾燥傾向でカサカサし，手指は細く，しかもひび割れしやすく，爪ももろくなりやすい。さらに虚熱のために手掌はほてり，顔はややのぼせる傾向にある。腹診では下腹が少し冷えている。

症例2 清心蓮子飲を用いた症例

患者：64歳，女性。

主訴：3カ月以上続く膀胱炎様症状。

現病歴：もともと神経質な性格で，些細なことが気になり，その都度多彩な症状を訴えていたが，今回は2月にひどい膀胱炎に罹り，近所の泌尿器科を受診した。ところが出された抗

生物質を服用後，膣のカンジダ症となり，今度はその治療を受けたところ，頻尿傾向となり，排尿しても少量でスキッと出ない。また朝，手がむくんで強ばる。胸のあたりがモヤモヤして落ち着かない。手足がほてる。さらに易疲労状態となった。

現症：身長161cm，体重56kg。血圧128/78mmHg。脈は沈細，やや数。舌は淡紅・胖・歯痕・微白乾苔。腹診では腹力やや弱く軽度の心下痞鞭，臍上悸がある。検尿は蛋白（－），糖（－），潜血（－），白血球（±），細菌（－）であった。

治療経過：膀胱炎様症状と問診での口乾・易疲労，そして神経質な性格等を参考に，清心蓮子飲エキスを処方した。1週間後に来院。服用4〜5日目には尿が気持ちよく出るようになり，口乾や心煩，体のだるさもだいぶよいという。もう少し続けたいというので2週間分追加し，諸症状が全くなくなったので廃薬とした。

コメント：清心蓮子飲は『和剤局方』が出典で，巻の五「痼冷を治す」および巻の八「雑病を治す」に出ている。また『万病回春』では濁証門に出ており，それを引用する。

「心中煩躁，思慮憂愁，抑鬱，小便赤濁，或は沙漠（尿中砂の如き混濁）あり，夜夢遺精し，遺瀝渋痛，便赤血の如く，或は酒食過度するに因って上盛下虚し，心火上炎し，肺金尅を受け，口苦咽乾し，漸く消渇をなし，四肢倦怠，男子五淋，婦人帯下赤白，五心煩熱を治す」

構成生薬は麦門冬・茯苓・黄芩・車前子・人参・黄耆・甘草・蓮肉・地骨皮の9味である。

具体的な活用におけるポイントは，日本漢方では大塚敬節先生の『症候による漢方治療の実際』(南山堂) 719頁で次のように述べられている。

「この方は四君子湯をもとにして組立てた方剤であるから，平素より胃腸が弱く，地黄剤を用いると食欲がなくなったり，大便がゆるんだりして，とかく胃腸にさわるものに用いる。その目標は尿の淋瀝で，まだ尿が出そうでいて出ないで気持ちの悪いものに用いてよく効く」

ここまでは，四君子湯タイプの脾気虚の人の膀胱炎に用いるイメージであるが，この方の特徴はむしろそれに加えて「心中煩躁・思慮憂愁」と「上盛下虚」すなわち大塚先生の提示した症例では「のぼせて顔が赤く安眠ができず足が冷える」ところにあると私は考えている。師の山田光胤先生は『漢方処方 応用の実際』(南山堂)でそのあたりを「冷え症で神経質な人が多く憂うつでとりこし苦労が多い……」と清心蓮子飲証の人の特徴をさらに明確に解説されている。

私は平素は，加味逍遙散や柴胡桂枝乾姜湯を投与中もしくは投与したくなるタイプの膀胱炎様症状にこの清心蓮子飲を用いてしばしば著効を得ている。特に口乾や心中の煩熱，神経質等がポイントと考えている。

【文献】
1) 織部和宏・井口敬一. 東洞先生はそうおっしゃいますが. 月刊漢方療法. 2012, 16(8), p.16.

ぎっくり腰

ファーストチョイスは調栄活絡湯

　私は，西洋医学では膠原病と消化器病を専攻したが，漢方を中心に開業してからは痛みを主訴として来院される患者はけっこう多い。まず，ぎっくり腰である。

　その原因あるいはその背景となる因子，病態はいろいろあるとは思うが，私のファーストチョイスは『万病回春』の「腰痛」にある調栄活絡湯である。原文では「力を失して腰閃し，或は跌撲して瘀血凝滞し，及び大便不通，而して腰痛する者を治す」とあり，構成生薬は当帰・桃仁・大黄・牛膝・川芎・赤芍薬・紅花・生地黄・羌活・桂枝の10味である。

症例1　調栄活絡湯の煎じ薬を用いた例

患者：67歳，男性。

現病歴：3週間前，寒い中，5時間草取りをしたところ，翌朝腰背部痛のため，起歩もままならなくなった。3日後，なんとか離床して近所の整形外科を受診した。いろいろな処置を受け，投薬されたが全く改善しなかったため，X年12月X日，来院した。

現症：身長164cm，体重66.6kg。血圧114/76mmHg。比較的ガッチリした体型である。脈は沈弦。腹力は十分あり，両下腹に

圧痛があり瘀血の所見と思われた。

治療経過：調栄活絡湯を煎じ薬で投与した。1週間後にニコニコしながら来院。服薬3日後の朝より腰の痛みが全くなくなったとのこと。患者の希望もあり，あと2週分を処方し，経過良好につき廃薬とした。

エキス剤なら

　外傷がらみはもちろんとして，とにかく瘀血がらみの腰痛等は原典にあるように「日軽く夜重」い傾向にある。一人暮らしでギックリ腰やひどい痛みで起歩や寝返り等ままならないときは，煎じ薬を作って服用することは無理な場合が多い。そこでエキス剤で治療するための工夫がいる。調栄活絡湯の構成生薬と方意をいろいろ検討し，現在私は治打撲一方エキスと疎経活血湯エキスを合わせて，同様の病態に投与したところ，なんとこの組み合わせが実にドラマチックに効くのである。ポイントは外傷がらみということで，急性・慢性を問わず，今のところ20例くらいは服用後1週間以内にはっきりした効果が出てきている。

症例2　治打撲一方と疎経活血湯を用いた例－1

患者：60歳，男性。

現病歴：過去数回ぎっくり腰の既往があり，今回は3週間前，重たい物を持ち上げて横にひねったところ，強烈な腰の痛みに襲われ，救急車で近くの病院に運ばれた。局注等処置を受けたところ，なんとか動けるようになった。しかし，なお痛

みがひどく左の坐骨神経痛まで生じたといって来院した。

現症：身長162cm，体重54kg。血圧126／94mmHg。脈は沈弦細。腹力やや弱であるが，臍右横に高木の圧痛点[1]がポジティブであった。大便は便秘がち。

治療経過：調栄活絡湯の方意でエキス剤の治打撲一方と疎経活血湯を各7.5gずつ合わせて分3で処方した。1週間後に来院して，腰痛と左坐骨神経痛は服薬するごとにみるみる効いてきたという。念のため，1カ月分服用させ廃薬とした。

症例3 治打撲一方と疎経活血湯を用いた例－2

患者：46歳，男性。

現病歴：3年前にぎっくり腰となり，西洋医学的にはいろいろな処置を受け，投薬もされたが，腰痛が改善しないといって漢方治療と置鍼を希望して来院した。

現症：身長181cm，体重72kg。堂々とした体型である。血圧120／80mmHg。脈は沈実。腹診では腹直筋が臍のあたりで拘攣し，右下腹に瘀血と思われる抵抗・圧痛を認めた。食欲・二便は良好。最近は腰痛のため断念したが，趣味は登山で，仕事は一日中椅子に座ってパソコン業務をしているという。

治療経過：なかなか治りそうにないなと思ったが，3年前とはいえ，原因が外傷がらみなので調栄活絡湯の方意でエキス剤の治打撲一方と疎経活血湯を7.5gずつ合わせて分3で投与した。1週間後に来院して，「痛みはだいぶ楽になった。体が温かくなった。日常生活動作が改善してきた」という。3週間後は，階段を駆け上がったり，短い距離のランニングを始めることができた。以後はみるみるうちに改善してきたが，

無理をすると，ときどき腰が痛くなるというので継続服用させている。

コメント：今回私は調栄活絡湯の方意のある部分の代用としてこの治打撲一方を使用したが，この方剤は実に多面的な応用ができる。香川修庵先生ありがとうございます。

以前，私はこの方剤について漢方川柳を詠んでいる（『漢方川柳，い・ろ・は・に・ほ・へ・と』，協和企画，関直樹先生・益田総子先生との共著）。「稽古ごと，ついやりすぎて木阿弥に」である。私自身がダンスの練習をついやりすぎて右腰を痛めたときと，飲みすぎと日頃の過労のため副交感神経反射で失神し，顔面を強打したときに，この治打撲一方を服用したところ，担当の整形の先生がびっくりするくらいみるみる回復した私の痛い経験談を載せている。

【文献】
1）高木嘉子．治打撲一方の圧痛点．日本東洋医学雑誌，1995, 45（3），p.541

第2章
方剤からみる漢方治療

気虚の主方

　日本漢方を専門にしている人でも比較的よく使用している方剤に四君子湯や六君子湯がある。参考となる文献として江戸時代の前半に活躍した岡本一抱の『方意弁義』がある。気の概念については中医学的に理解した方が手っ取り早いが，日本の漢方の流れとして後世方家達の考え方に近いので今回はそちらのほうから解説させていただく。

　さて有名な五臓六腑論であるが，これはシステム論であるので相生相克の関係からみてもどの臓腑が一番大事ということはなく，また生きていく上で不必要な臓腑など何ひとつないように思える。ただし『黄帝内経素問』霊蘭秘典論篇では「心は君主の官」とか「肝は将軍の官」などと周の時代の官位になぞらえて解説している。これだけみると「心」の働きが一番大事なように思えるが全文を読んでみると，けっしてそうではないことがわかる。

　それに対して岡本一抱は先述の『方意弁義』の巻之一，中焦元気之論で「夫れ人身には五臓六腑を具えて其の中にて心腎胃の三つを重しとす。然れども別して中焦穀腑を第一尊しとす」といっている。なぜかというと「人身は精神の二つを重んず（心と腎の働き）といえども後天，今日の上にて論ずれば中焦の穀気よりして養はざればしばらくも立つ事あたわず」。だからこそ「中焦穀腑を以って第一貴しとす」ることになる。確かに先天の気を存する腎なども，また神明出ずる所の心も後天の

気によって養われなければその機能を維持することはできないわけであるから「ゴモットモ」ではある。

四君子湯と六君子湯

そこで補剤の代表処方である四君子湯が出てくる。十全大補湯もそうであるが，この四君子湯も人参・白朮・茯苓・甘草の4味に生姜・大棗を追加して煎じることになっている。原典は『和剤局方』である。適応として「補脾胃養元気凡そ気虚の主方也」となっている。

気虚とはどんな状態なのだろうか。森雄材著『漢方処方の構成と適用』（医歯薬出版株式会社）より引用すると「気の作用の不足で，全身の機能，代謝，抵抗力の低下や興奮性の減弱などに伴う症候」が特徴で「疲れやすい，元気がない，活力がない」「朝が起きにくく午前中はボンヤリしていることが多い」「横になりたがる」「日中はよく眠くなる」のに「夜は寝つきが悪い」などの症状がある。四君子湯はこの気虚の主方である。

では四君子湯に陳皮・半夏を加味した六君子湯とはどう使い分けるのかについて岡本一抱は「理の上にて論ずれば四君子湯は脾の薬，六君子湯は胃の薬と定む」と明快にその違いを述べている。一言でいえば気虚症状だけで胃症状を伴わないときが四君子湯，胃症状を伴えば六君子湯となる。

私の経験では最近の日本人はこの六君子湯がよく効くケースが多いようである。西洋医学流循環器医達が「とにかく水をいっぱい飲め」と勧めていることもその証作りに関与しているかもしれない。加味方として香附子・縮砂・藿香を加味した香砂六君子湯（エキスなら香蘇散を合方），柴芍六君子湯（エキ

スなら四逆散を合方）などがある。和田東郭は香砂六君子湯に厚朴を加味する場合の腹証として「腹つづみ脹鼓の如く小水不利する時」と，またそれでも「分消少きものには麦芽を加う。虚寒甚だしきものには附子を加うべし」とコメントしている（『蕉窓方意解』）。エキスなら香蘇散合啓脾湯であろうか。

　何事にもまず脾胃からよくしようということである。ただし脾胃虚といっても，肝鬱的背景の有無についてのチェックが大事であることは，言うまでもないことである。特に現代は神経性胃炎や過敏性腸症候群などストレスが背景にあることが多いからである。

症例1　疲労に四君子湯と香蘇散を用いた例

患者：68歳，女性。

現病歴：夫が認知症となり，なんとか入院させたが，その後ほっとしたせいか体がだるく，1カ月以上，疲労が取れず食欲もない。

現症：身長149cm，体重35kg。虚羸。脈は沈細。舌は偏淡・胖・歯痕・薄白滑苔。腹力は弱く，振水音，心下痞，臍傍〜上悸を認めた。

治療経過：気虚＋気鬱とみて，四君子湯と香蘇散を各5.0g分3で処方した。1週間後の来院時，食欲が出て体のだるさがずいぶん改善した。体力・気力の回復が実感できるということで，継続服用とした。

コメント：鳩尾の圧痛と香蘇散。和田東郭は『蕉窓方意解』の香蘇散のところで，使うポイントとして「鳩尾にてきびしく痛みて……」と述べている。

第2章 方剤からみる漢方治療

症例2 慢性肝炎と慢性胃炎に六君子湯を用いた例

患者：53歳，女性。

現病歴：26歳時，B型肝炎と診断され慢性化していると診断されている。その後，体がきついときはGPT 300前後，調子のよいときは60～70くらいで近医でウルソ等を処方され，現在までフォローされてきた。ところが今年に入り，2月に腹立たしいことがあり，不眠が続いた。3～4月は2人の子どもが就職して，その準備で大変疲れたうえ，夫の父の介護もするようになった。「最近は全身がしびれ，食欲が落ちて疲労感が強い。少し食べても胃がもたれ消化しない」といって4月17日に来院した。

現症：痩せ型で手足の冷えがある。脈は沈細。舌は淡紅・胖・歯痕・白膩苔。腹診では予想に反して胸脇苦満は認めなかったが，心下痞鞕・胃内停水あり。西洋医学的には「慢性肝炎増悪＋慢性胃炎」であった。

治療経過：六君子湯服用1週間後より食欲が出て気分が少し改善した。4月28日，動きすぎると夕方に疲れが出る。5月9日，食欲と元気が出て，易疲労感が減少した。5月22日，大変調子がよい。7月24日，心身ともに絶好調とのこと。**表**に肝機能の推移を示す。

コメント：六君子湯は，一般的には慢性胃炎様症状，西洋医学的にはFunctional dyspepsiaのあるタイプ，Adaptive reraxation dysfunctionに使用される。

表 症例2の経過

	4月17日	4月28日	5月9日	5月22日	6月7日	6月26日	7月24日
GOT	228	668	125	71	61	42	39
GPT	316	892	351	95	79	50	34
γ-GPT	141	266	330	217	191	147	105
ZnTT		16.5	21.0				
TTT			8.0				
HBs-抗原			(+)				
e-抗原			<0.50				
e-抗体			100				

症例3 脾気虚が基本にある長引く咳に六君子湯加味

患者：75歳，女性。

主訴：食欲不振・下痢・長引く咳。

現病歴：X年4月初め，原因ははっきりしないが，嘔吐して下痢が長く続き，口が苦く食物が食べられなくなった。それで体力が弱ったせいか，感冒を繰り返し，体重が減り，どんどん痩せ，さらにこの2週間は咳が頻発するようになった。西洋薬では改善しないといって，5月24日来院した。食欲が全くなく，無理して食べると胃がもたれ，一日中体がだるい。気力もないという。

現症：身長153cm，体重38kg，血圧134/80mmHg。脈は沈細。舌苔は白膩で舌色は淡紅。舌体は歯痕あり。腹診では腹力弱く，軽度の心下痞鞕と胃内停水を認めた。念のために撮った

胸部X線写真は異常なし。

治療経過：以上より脾・肺気虚と考え，六君子湯加三味（乾姜・五味子・細辛）の方意で，エキス剤で六君子湯合苓甘姜味辛夏仁湯を7.5gずつ分3で処方した。

　5日後に来院。食欲が少しずつ出て食べられるようになった。咳と痰はほとんど出ない。さらに2週間分の投与で気管支炎的症状が全くなくなったので，その後は六君子湯エキスのみ7.5g分3で服用させたところ，半年後は体重45kgとなり，肉付きがよくなり，一度も感冒に罹患せず廃薬とした。現在は孫たちと元気に卓球を楽しんでいる。

コメント：六君子湯加三味は2通りある。ひとつは加乾姜・細辛・五味子で，浅田宗伯の『方読便覧』には「肺・脾虚塞，痰喘気喘するを治す」と記されている（もうひとつは加木香・厚朴・香附子で，『済世薬室』には「心衰弱のあるところに用いる」とある）。

　私が使用した方の六君子湯加三味は，要するに六君子湯証の人が咳・痰喘を併発して長引くときに使用している。煎じのときには杏仁を加えたり附子を入れたりすると，さらにパワーアップする。エキス剤の場合は合苓甘姜味辛夏仁湯で十分代用できる。

　五行論では肺の母は脾であるので，長引く呼吸器疾患で脾胃虚証の場合は，脾から治療するのは基本テクニックのひとつである。

　『万病回春』の喘四君子湯もその流れの方剤のひとつであるが，『万病回春』の清肺湯にもいえることであるが，構成生薬の中に当帰が入っているのがいつも頭に引っかかっている。宗伯は『勿誤薬室方函口訣』の中で，「降気」の手助け

で入れているといっているが,さてどうであろうか。
　ただし,『神農本草経』では当帰は中品に採用され,その効能として「欬逆上気……」とあるので,この場合は咳止めとして入れられていると理解している。

四物湯とその加減方

　四物湯は『和剤局方』の婦人諸疾（巻の九）に掲載され「栄衛を調益し気血を滋養す。衝任虚損，月水調わず，臍腹疗痛，崩中漏下，血瘕塊硬，発歇疼痛，妊娠宿冷，將理宜を失し，胎動して安からず，血下りて止まず，及び産後虚に乗じて風寒内に搏悪露下らず，結して癥聚を生じ，少腹堅痛し時に寒熱を作すを治す」ために設けられた処方である。要するに産科・婦人科の疾患の経過中に血虚となった状態に使用することになっている。血は中医学では濡養作用を主るので体から栄養や潤いがなくなったときにこの四物湯を使うことになる。

　構成は原典では熟乾地黄（浄め洗い酒を洒ぎ蒸じ焙る）・白芍薬・当帰（蘆を去り酒に浸し微しく炒る）・川芎の4味からなり，それを粗末と為し毎服三銭，水一盞半煎じて八分に至り滓を去り空心，食前に熱服する。

　この4味だけをこの飲み方で服用すると，胃腸の弱い日本人女性などはなかなか継服できそうにない。それで日本では昔から四物湯は単独で使用することは少なく加味や合方して用いている。

　著者は帯状疱疹後神経痛には桂枝加苓朮附湯を合方して用い，しばしば著効を得ている。

　エキスになっている四物湯の加味方として大塚敬節先生ご創製の七物降下湯がある。血虚タイプの高血圧症によく使用される。眼底出血にも温清飲とともに適応がある。四物湯に黄耆・

黄柏・釣藤を加味した内容である。

　下焦の出血に使用される芎帰膠艾湯は四物湯の加味方といっては申し訳なくなる。『和剤局方』よりはるかに古い時代の『金匱要略』が出典であり、この方より艾葉・阿膠・甘草を除いた処方が四物湯であるという方がふさわしいかもしれない。

　注意しておく必要があるのは芎帰膠艾湯が適応する出血は瘀血等がベースにあるタイプであり、脾の統血能の低下のために起こった出血に対しては四君子湯加味がファーストチョイスであるということである。もちろん鮮やかな出血に対しては三黄瀉心湯や黄連解毒湯であるが。

　体が痩せ、肌が乾燥して痒くなった場合、中医学では血虚生風といっているが、『済生方』の当帰飲子がよい。ご高齢の方に多く、西洋医では抗アレルギー薬や抗ヒスタミン薬が処方されるが眠気・口乾・脱力感が出やすく、私はこの当帰飲子のほうがはるかに適応となると思っている。

　最後に「麗人の悩みは意外不感症」と著者が漢方川柳で読んだ温経湯である。桂枝湯の加減方ともとれる内容であるが、四物湯去地黄加阿膠を含むのでむしろ血虚が主体の状態に使用する。この方剤は非常に応用範囲が広い。筋張って痩せた乾燥肌気味の女性で、口唇の乾燥・手掌のほてりがあれば、月経異常・不妊・更年期障害等だけでなく進行性指掌角化症・肌のカサカサ等々何にでもよく効いている。

　温経湯タイプはスラッとしていて見かけは美人な人がけっこう多い。そこで「診察しましょう」と言ってベッドでお腹を出していただくと肌のザラザラにびっくりすることがある。ところがこの温経湯を継服させていると、だんだんと肌がしっとりと艶やかになってきて大変感謝される。痩せの大食いにも温経

湯タイプが多い。

　当帰芍薬散は四物湯から地黄を去り白朮・茯苓・沢瀉を加味した処方であるが，痩せていても桂枝湯タイプのように筋張った感じはなく，どちらかというとポチャッとした感じの人が多いようである。そっと手を握ると当帰芍薬散は冷たく，温経湯はあったかく感じられるのが特徴であると思われる（注：私の個人的な経験ではない。医師としての臨床観察の結果である）。

　次に四物湯グループの症例を報告する。

症例1　帯状疱疹後神経痛に桂枝加朮附湯と四物湯の合方を用いた例

患者：58歳，女性。

主訴：右三叉神経ⅡⅢ枝領のピリピリした神経痛。

現病歴：X年5月14日，上記部位に帯状疱疹が出現。耳鳴り・難聴となった。ラムゼイハント症候群といわれ，大病院に2週間入院し，抗ウイルス薬の点滴を受けた。その後，近所の皮膚科でステロイドやプレガバリン等を処方されるも表面の水疱が消失後も痛みが全く消えず，6月8日，漢方治療を希望して当院を受診した。

現症：身長154cm，体重50kg。血圧126／74mmHg。右頬から顎に疱疹後の瘢痕がある。脈は沈弦細。腹力やや弱で水分の穴に動悸を触れた。

治療経過：過去の治療経験を参考にして，桂枝加朮附湯に四物湯を合方して煎じ薬で投与した。2週間後に来院，右頬から顎の神経痛はほとんどなく，耳鳴りも消失，聴力も回復傾向とのこと。あと2週間分を投与し，すっかりよいというので

廃薬とした。

コメント：私の経験では，帯状疱疹後神経痛には，この合方がよく効いている。これが長引き，体力・気力が衰弱したり，高齢者の場合は十全大補湯加附子がよい。

症例2　痩せて筋張った体型の女性の高血圧に七物降下湯

患者：62歳，女性。

主訴：血圧上昇。

現病歴：X年5月13日，娘が出産のため帰宅。その世話で忙殺されて血圧が上昇。項から背の強ばりが生じ，来院した。

現症：身長160cm，体重42kg。血圧154/90mmHg。痩せて筋張った体型，乾燥肌，やや色黒。脈は沈細。舌は紅舌・無苔・裂紋。腹力やや弱で臍上に腹部大動脈の拍動を触知した。

治療経過：血虚タイプの高血圧として七物降下湯エキス5.0g/日分2を処方した。以後2週間ごとに来院。X＋16年の現在まで血圧は130/80mmHg前後にコントロールされ，心身の状態はすこぶるよい。

コメント：同じ虚証でも気虚タイプには半夏白朮天麻湯（加釣藤・菊花）を，また血虚タイプにはこの七物降下湯を使い分けているが，結果はおおむね良好である。

症例3　足裏のしびれに痿證方

患者：69歳，女性。

主訴：足の裏に何かが挟まったようで歩きにくい。いつもしびれを感じる。

現病歴：X－4年，腰部脊柱管狭窄症で手術をしたが，その後，足の裏のしびれが生じて歩きづらくなった。いろいろな大病院を受診し，たくさんの薬を服用したが全く改善がなく，X年8月29日，当院を受診した。他院で高コレステロール血症にアトルバスタチンカルシウム水和錠（10 mg）1 T，うつ病・不眠にアミトリプチリン塩酸塩，ゾルピデム酒石酸塩10 mg，頻尿にミラベグロン等を処方され，服用中とのこと。

現症：身長151 cm，体重51 kg。血圧136／90 mmHg。やや疲れた顔貌。肌は口唇も含め全体的に乾燥。脈は沈細。舌は紅舌・微白苔・裂紋。腹力は中等度で心下痞鞕，臍上に腹部大動脈の拍動を触知した。

治療経過：下半身のしびれが主訴で血虚が背景にあることより，和方集験の痿證方を煎じ薬で処方した。1週間後に来院。足のしびれは4／10くらいになったと信じられないような報告があった。2週間後は足のしびれはだいぶよいので，両膝の腫れと痛みに対する治療の希望があり，防已黄耆湯を合方した。これも著効し，3カ月後も経過はすこぶるよいとのことで同方を継続中である。

コメント：各種神経障害，特にしびれが主訴にある場合，漢方医学の目でみると，背景に血虚があることが多い。そんなケースに私はよく痿證方を使用している。「意外と効くね，痿證方」であるが，『勿誤薬室方函口訣』には，「此の方は福井楓亭の経験にて，腰以下痿して起たざる者の初期に効あり。若し津液竭乏し，咳嗽等の症あらば加味四物湯を与ふべし。但し脚気の痿証には此の二方よりは済生腎気丸，大防風湯の類に宜し」とあることより，本例の経過よりして発症が4年前なので，加味四物湯と鑑別になったが，痿證方で著効した

ことより，これでよかったと考えている。

　なお痿證方は四物湯去川芎加杜仲・牛膝・黄耆・蒼朮・知母・黄柏より構成されている。川芎を抜くのは薬力を下半身に集中させるためと考えられる。

　この証がさらに進んで津液が欠乏して（津虚），肺の陰虚と虚熱が加わった場合，四物湯に生脈散（麦門冬・五味子・人参）を合方し，知母・黄柏と黄連・牛膝・杜仲を加えた加味四物湯が適応となる。

痰飲証と二陳湯

　従来の治療ではなかなか改善しない病の原因，あるいは憎悪因子として水毒や冷え，瘀血があげられ，特にストレス社会の現代では肝気鬱結等が指摘されるケースが多い。意外と知られていないが，それら以外では，痰飲が存在する場合がある。それに対する代表処方は二陳湯であるが，エキス剤にあるので大変便利である。

　二陳湯の出典は『和剤局方』であり，巻の四「治痰飲附咳嗽」の紹興続添方に「痰飲が患を為し，或は嘔吐悪心，或は頭眩心悸，或は中脘快からず，或いは発して寒熱を為し，或は生冷を食うに因って脾胃和せざる」ときが適応となるとある。

　目黒道琢はその著『饗英館療治雑話』の中で，この二陳湯に対して参考になるコメントをしている。「或は背心一点に冷を覚え」「或は奇怪な夢をみ，（中略）或は頭面急に熱し或は怔忡驚悸をなし」とし，結論として「百般の怪証を見し変化窮りなし」と述べている。

　つまり，難病・奇病をみたら痰飲の存在も考慮に入れておくべきであるということである。

痰飲とは何か

　『金匱要略』の痰飲咳嗽病脈証併治には「その人素盛にして，いま痩せ，水，腸間を走りて瀝々として声あり，之を痰飲」と

ある(『金匱要略の研究』大塚敬節著,山田光胤校訂,たにぐち書店より引用)。

『中医基本用語辞典』(東洋学術出版社)には「水液代謝の障害により局部に生じた病理産物を指す。そうした病理的産物のうち希薄なものを飲といい粘稠なものを痰という。痰飲とは体内の水液運化が失調し,身体のある部位に停滞したことによって発生する病証である。広義の痰飲は,人体に生じる水飲病の総称である。水飲病は多くの場合,肺脾腎三臓の機能失調・三焦の気化障害により,水液が輸布できなくなり発症する。よって治療は温補脾腎・化飲利水を原則とする」とある。

わかりやすくいうと,痰飲は何らかの原因で水液の代謝が障害され,正常でない水液が局所的に停滞し,場合によっては粘稠化することによって起こる病証ということである。痰飲の背景には特に水の調節に重要な役割を担う脾と腎の失調があり,それらをパワーアップして,病的な水を処理するのが治療の基本であるということである。同書には「苓桂朮甘湯に小半夏加茯苓湯を加えたもの」が推奨されているが,それに加えて私は二陳湯が有効であると考える。二陳湯の使用例を紹介する。

今回紹介するのは,1剤で処方を開始したが,効果があまり出ずその背景に痰飲が絡んでいると判断し,途中で二陳湯を加味し著効を得た症例と,最初から2方を合方した症例である。

症例1 副鼻腔炎の後鼻漏に辛夷清肺湯合二陳湯を用いた例

患者:59歳,女性。
主訴:副鼻腔炎による後鼻漏。
現病歴:50歳頃よりアレルギー性鼻炎になり,長引くと副鼻

腔炎を併発し，耳鼻科で治療を受けていた。ところがX－2年，投与された抗生物質や抗アレルギー薬で胃が悪くなり，さらに足のむくみや左膝痛も出て8月に当院を受診した。

現症：身長148cm，体重56kg。血圧126／86mmHg。脈は沈弦数。舌はやや紅舌・胖・白滑苔，舌下静脈の怒張あり。腹力中等度でカエル腹状，右下腹に瘀血と思われる圧痛を認めた。

治療経過：煎じ薬で防已黄耆湯合桂枝茯苓丸加当帰・薏苡仁・羌活を処方した。1週間後に来院。足のむくみ・左膝痛はだいぶよいが，副鼻腔炎が再燃し鼻閉が強く前頭部が痛むというので白芷・辛夷を加味した。2週間後にはだいぶよいということなので，同方を継続服用させていた。

　ところがX－1年，3月にスギ花粉によるアレルギー性鼻炎がひどくなり副鼻腔炎を併発。特に後鼻漏が辛いと言う。そこで煎じ薬は中止し，小青竜湯と辛夷清肺湯のエキス各7.5g／日分3を合方で投与した。3週間後にはほぼよくなり元の煎じ薬に戻した。以後はしばらくよかったが，X年11月，再び悪化した。そこで辛夷清肺湯エキス7.5g／日分3を処方したところ，鼻閉は少しよいが上咽頭にこびりつくような，あるいはベタつくような後鼻漏が続き改善せず気持ちが悪いという。舌をみると白膩苔である。そこで私は痰飲が強く関与していると判断し，X年12月，二陳湯エキス7.5g分3を合方した。以後は2週間おきの来院のたびにドラマチックな改善を告げられホッとしている。

コメント：本例は辛夷清肺湯でそこそこ改善していたが，上咽頭に痰がこびりつくような症状が取れなかったため痰飲証の併存と考え，二陳湯をその後に合方したところ著効を得た。

症例 2　肛門からの粘液に桂枝茯苓丸加薏苡仁合二陳湯を用いた例

患者：83歳，女性。

主訴：便意と関係なく肛門から粘液が漏れる。

現病歴：X－4年，便秘となり，便意があって気張ると，大便は出ないのに粘液のみが肛門から出るようになった。肛門科を受診したが，はっきりした原因の説明はなく，痔の症状のひとつと診断された。しかし，その後も改善はみられず，X－2年に別の医院を受診。漢方を含めさまざまな治療を受けたが，主訴が改善しないためX年12月に当院を受診した。

現症：身長148cm，体重45kg。血圧136／78mmHg。舌はやや紅舌・微白苔・裂紋，舌辺縁は淡暗紅紫。脈は沈弦渋。腹力は中等度，右に胸脇苦満，両臍傍～下腹に瘀血と思われる圧痛を認めた。

治療経過：粘液の漏れを私は痰飲の一種と考え，さらに舌・脈・腹診の各所見より瘀血もあると診断し，桂枝茯苓丸加薏苡仁と二陳湯のエキスを各7.5g／日分3で投与した。1週間後に来院。粘液の漏れが少し減ったという。以後，日を追うごとに改善し，X＋1年1月には全く漏れない日が出てきた。しばらく同方を続ける予定である。

症例 3　五苓散合二陳湯の使用例

患者：48歳，女性。

主訴：首こり・肩こり・頭痛で体がだるく気分が落ち込む（問

診表より)。

現病歴：X－5年，特に季節の変わり目や気圧の変動時に，項背の強ばりと痛み・体のだるさ・気分の落ち込みが生じるようになった。入浴等で患部を温めると多少楽になる。起床時にはよいが，時間がたつにつれ頭がボーッとして気分がうっとうしくなる。その後，さまざまなところを受診して漢方を含めたくさんの種類の薬を山ほど飲まされたが効果はなく，X年10月に当院を受診した。

現症：身長161cm，体重60kg。血圧142/80mmHg。脈は沈弦滑。舌は淡紅・胖・歯痕あり，白滑舌。腹力は中等度，下腹正中に手術痕あり（子宮筋腫を2年前に摘出）。

治療経過：水毒がらみの頭痛と考えた。しかし，経過が長いことと口渇に加え口の中のベタつきがあること，さらには舌診所見より痰飲の関与があると判断し，最初から五苓散と二陳湯のエキス各7.5g/日分3を合方して投与した。

　1週間後に来院。信じられないくらいよくなったという。また，肩こり・頭痛は当初の10分の1～2程度，体のだるさ，気分の落ち込みは全くなくなり，体が軽くて動きやすくなったという。血圧は114/70mmHgと下がっていた。2週間分投与したところ，諸症状が全くなくなり廃薬とした。

コメント：本来ならば，五苓散もしくは二陳湯のどちらかの単方投与で様子をみるべきだったが，私は2方の併病と診断して最初から合方にした。

四逆散の時代がやってきた

交感神経が緊張するとき

　　当院だけかもしれないが，ここ数年，四逆散を投与する症例がやけに増えてきた。これは，男女ともに肝気鬱結的な徴候を背景にもつ人が増えてきたことと関係している。肝鬱が元にあれば気滞を生じやすく，また瘀血所見を呈しやすくなるのはしばしば経験するところである。また，肝気が横逆して胃症状や相克の脾を痛め，過敏性腸症候群等々を併発することもよく知られているところである。これらの症状には四逆散がよく使われるが，その他にもストレスが絡んでいると思われる咳・喘息・動悸や，年が若いわりに尿がスムーズに出ない人にも四逆散単独で効くことがある。

　　四逆散を使用するポイントは，神経質そうな顔貌で体はやや筋張っている傾向にあることである。白朮や茯苓などの燥湿・利水の生薬が入っていないからである。しかし，当帰・川芎・地黄・阿膠などの滋陰の生薬も入っていないので，筋張ってはいても温経湯タイプのような唇口乾燥や肌のカサカサ等は認められないことが多い。さらには手掌は汗で湿っている場合に四逆散を使うことが多い。これは，交感神経が相対的に優位となっているためと私は理解している。

　　初期の人類がサバンナに出てきたときは，周辺はライオンやハイエナ等，素手ではとてもかなわないプレデターがいっぱい

いた。戦って勝てそうでなければ，手を湿らせて滑らないようにして木に登って逃げるしかなかった。手が湿らなかった人たちは皆食い殺されたと思われる。つまり，現代人は緊急時には手を（足も）湿らせて木に登って逃げた人たちの子孫ということになる。だから，人が緊急時に汗ばむのは当然であるが，それほどの状況でもないのにそうなるのは，無意識に交感神経が緊張しやすいということを表している。交感神経が緊張すると末梢血管が収縮するので，手は汗ばんでいても手背等は冷えやすくなる。汗が蒸発する際の気化熱による冷えも加わっているのであろう。

四逆散の使用目標

　　四逆散は『傷寒論』少陰病篇に記載されている「少陰病，四逆し，其の人或は欬し，或は悸し，或は小便不利，或は腹中痛み，或は泄利下重する者」を主る処方である。特に緊張したときに咽が詰まった感じがして咳払いをし，続いて咳込むといったタイプが多いようである。また，楽しいことをしてリラックスしているときには動悸がしないということはよく聞く。

　　脈は左右を同じ強さの圧で比較すると左の関脈は弦であることが多い。それに比べ右の関脈は弱い。その場合は「腹中」が痛んだり，「泄利下重」している頻度が高い。

　　舌診はやや紅舌で，特に舌尖よりも辺縁が紅くなっている傾向にある。苔は「泄利下重」「腹中痛み」のときは，白〜微黄苔を示している場合がほとんどである。

　　四逆散適応の決め手となるのが腹診である。腹力は少なくとも中等度以上で，両側性の比較的はっきりした胸脇苦満と腹直

筋の攣急所見（附着部から臍のあたり，場合によってはそのやや下まで及ぶ）である。特に大柴胡湯と同じように，附着部が幅広いのが特徴と私は考えている。図に示すと図1のようになる。また剣状突起の下は大柴胡湯が適応となる人は詰まっているのに対し（図2），四逆散が適応となる人は空いている頻度が高い。

四逆散に香附子・川芎・青皮を加味した柴胡疎肝湯や，香附子・烏薬・川芎・木香・青皮を加味した理気平肝散が適応となる場合は，大腸の脾彎曲部や胃疱にガスが著明に貯留していて，心下から左悸肋部の張った感じが強くなるが，打診では鼓音なので，大柴胡湯との鑑別は容易につく。

むしろ鑑別に困るのが香蘇散である。なぜならば和田東郭の『蕉窓方意解』の条に「男女とも気滞にて胸中心下痞塞し飲食を思わず黙々として動作に懶く心下急縮し脇下苦満するゆえ大小柴胡など用ゆれど開き難く反って薬味の重きを嫌いイヨイヨ不食する病人あり。かようの處に香蘇散を用ゆれば胸中心下忽ち豁然として大に効験を奏せることあり」とあるからである。

私の経験でも，一見大柴胡湯証と思えても，それで効かない

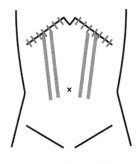 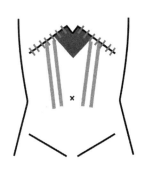

図1　四逆散の腹証　　　　図2　大柴胡湯の腹証

ことがあり，和田東郭のコメントを参考にして香蘇散に変えたところ改善したという例がある。

日本漢方と中医学での使い方

　　不思議なことに，吉益東洞やその子南涯は，私が調べた範囲内では柴胡加竜骨牡蛎湯もそうだが，四逆散を一例も使用していない。なぜであろうか。

　　その答のヒントになりそうなのが東洞の『輯光傷寒論』の四逆散の条文に対しての「方意，明ならず。捨てて論ぜず」の解説である。東洞の『方極』の意図するところからみると，一方に対して一条文しかないものは方意が絞りきれないので使用しない，あるいは使用できないということではないだろうか。しかし東洞流の『薬徴』を参考にした腹診理論からは四逆散の腹診所見は容易に推定できるので，たまたま四逆散の症例に遭遇しなかった可能性も否定はできない。

　　私の知る限り，この方をよく使い始めた代表は和田東郭である。『蕉窓雑話』の初編に弟子のコメントがあり，それによると「先生四逆散の方を棄廃の中より取挙げ用られしより世医往々これを称し用ゆ」とある。しかし，その活用は「其腹状症候を能く理解するにあらざれば効験なし」とその活用において腹診による所見が一番の決め手となることが強調されている。

　　中医学では，『中医処方解説』(神戸中医学研究会編著，医歯薬出版株式会社)に，調和肝脾の特に疏肝解鬱薬の代表処方のひとつとして位置づけられている。要するに肝気鬱結状態に使用するわけである。

　　誤解を承知で言えば，感染性胃腸炎よりはノイローゼにより

適応がある,あるいは使用する機会が多いということであろう。

しかし,私の経験では四逆散の条文通りの症例はけっこうある。

症例1 レイノー病の例

患者:71歳,男性。

現病歴:20代の頃から手足が異常に冷え,レイノー病と言われていろいろな治療を受けたら,全く改善しなかった。現在,前立腺肥大で某泌尿器科,また不整脈で近所の循環器科で治療を受けている。2,3日前から特に誘因なく低体温となり,手足の冷えが増悪した。食欲低下・全身倦怠感がひどく,日に3回くらいの軟便となった。2004年4月6日,当院を受診した。

現症:体格・栄養状態は良好で,望診ではやや赤ら顔であるが辛そうな顔貌,動作は物憂げであった。聞診では声量普通,論旨は明快。問診では食欲がなく軟便がちで,動くと動悸がし,入眠が悪いという。毎日,日本酒1合,タバコ10本を嗜んでいる。方剤の決め手となったのが切診である。脈は沈弦滑であり,舌は紅舌・胖・白滑苔。腹診は腹力中等度で両側性に比較的はっきりした胸脇苦満と,臍下に及ぶ腹直筋の攣急を認めた。

治療経過:以上より,本例の手足の冷えや低体温は肝鬱(熱厥)によるものと考え,四逆散を煎じ薬で投与した。4月7日,「久しぶりによく眠れた」。8日,「食欲も元気も出た」。

9日,低体温,洗面時のレイノー症状が改善した。10日,諸症状がほとんどなくなり「大変調子がよい」という。約3

カ月継服させ，廃薬とした。

コメント：本例は主訴だけからは少陰病の真武湯証や四逆湯類のように思えるが，診察してみると四逆散証であった。本剤は『傷寒論』では少陰病篇に「少陰病，四逆し……」と出てくるが，本態は肝鬱によって起こる手足の冷えである。

症例2　持続する咳の例

患者：72歳，男性。

主訴：持続する咳。

現病歴：10月初めよりかぜを引いた覚えがないのに，ちょっとしたことで咳が出る。特にストレス時や緊張すると悪くなる。手足が冷えやすい。尿がスムーズに出ない。泌尿器科でハルナールをもらっているが，あまり効果はなく，緊張すると尿意が生じてトイレに行くが，すっきり出ない。10月26日，当院受診。

現症：身長170cm，体重63kg。血圧130／80mmHg。舌はやや紅・胖・薄滑苔。脈は沈弦細。腹力中等度，両側性胸脇苦満，腹直筋攣急，小腹不仁。

治療経過：肝鬱がらみの咳と尿不利と考え，腹証を参考にして四逆散のエキス剤7.5g分3／日を処方した。1週間後，咳はほとんど出ない。尿はスムーズに出る。2週間後，全く問題なし。廃薬。

コメント：四逆散の「四逆し，或いは咳し……或いは小便利せず」の例である。

症例3 動悸・めまいの例

患者：37歳，男性。

主訴：睡眠中の動悸・めまい。ときどき胃痛。

現病歴：5月7日，午前3時頃，特に誘因なく急に激しい動悸で覚醒した。立ち上がろうとしたら，めまいがした。不安のため，朝まで一睡もできなかった。5月9日，夕食後，また動悸がして眠れなかった。胃もときどき痛むようになった。人に言えない仕事上のストレスがあるといって，5月11日に来院した。

現症：身長164cm，体重53kg。血圧130／72mmHg。やや不安そうで青白い顔色。舌はやや紅舌・胖・薄白滑苔。脈は沈弦細。腹力中等度，右がやや強い両側性胸脇苦満と臍下に及ぶ腹直筋の攣急を認めた。

治療経過：四逆散エキス剤7.5mg分3／日を投与した。1週間後，夜の動悸はなくなったが，寝つきが悪いというので，柴胡加竜骨牡蛎湯2.5gを就寝前に追加した。また，大分医大循環器科に依頼して24時間心電図をとってもらったところ，問題なしという返事を得た。以後，不眠も全くなくなり，8月28日，廃薬した。

コメント：四逆散の「四逆し或いは……或いは悸し……」の症例である。

症例4 胃痛と手背の冷えの例

患者：52歳，女性。

主訴：胃痛と手背の冷え。

現病歴：10年以上前よりときどき左上腹部が腫れている感じがして，押さえるとげっぷが出て，排ガスする。西洋医学的にはあらゆる検査をしてPPIなどを出されたが，効果がない。この3カ月は手背がものすごく冷え，空腹時は右上腹部がシクシク痛み，食後は逆に左上腹部が張って苦しくなる。1月11日，来院。

現症：身長158cm，体重55kg。血圧130／76mmHg。憂うつそうな顔貌。舌は淡紅・胖・歯痕・薄白滑苔。脈は弦細，左関脈は強く，右関脈は弱く触れる。腹力中程度で右に胸脇苦満，左上腹〜側腹やや上部に打診で鼓音。特に右にはっきりした腹直筋の攣急を認めた。

治療経過：四逆散エキス剤7.5mg分3／日を処方した。1週間後には著明改善。1カ月後には胃の症状も手背の冷えもなくなった。しかし，以前より頸・肩も凝っていたというので，葛根加朮附湯に切り替えたところ，それも1週間で軽快した。

コメント：四逆散の「……或いは腹中痛み……」の症例である。

症例 5　腹痛・下痢の例

患者：31歳，男性。

現病歴：以前より何らかのストレスがかかると，腹痛・下痢が生じていた。下痢は裏急後重を伴っていた。最近1カ月間はひどく，毎日5回くらい下痢をする。近くの消化器科で受けた胃カメラ・大腸ファイバーでは問題なし。処方されたイリボーで下痢は止まったが，今度は便が出なくなり，腹が張って苦しくなったので中止したところ，また下痢が続くようになったといって来院した。

現症：身長171cm，体重56kg。血圧120／60mmHg。痩せ型。憂うつそうな顔貌，色白。舌は紅舌・白滑苔。脈は沈弦数。痩せてはいるが，腹力中等度。両側性胸脇苦満，臍下に及ぶ腹直筋の攣急。

治療経過：四逆散エキス7.5g／日を処方した。2週間後，下痢は5回から2回くらいに減った。裏急後重もなくなった。1カ月後，「すごくよい」とのこと。食事に注意をすることと，適度な運動をすること，ものの考え方などカウンセリングして廃薬とした。

コメント：四逆散の「……或いは腹中痛み，泄利下重……」の症例である。

加減方の応用

　また『傷寒論』の方後の加減の法は他方の応用に際しても参考になる。例えば「欬する者は（四逆散に）五味子，乾姜を加え」とあることから，陳念祖が「六君子湯に乾姜，五味子，細辛を加味し喘を治す神剤なり」と述べているような具合に応用できる。「悸する者は桂枝」の加味はどうであろうか。桂枝甘草湯の方意を入れるということかもしれないが，私は竜骨・牡蛎を加味することのほうが多い。もちろん上衝が強ければ桂枝を選択している。「小便不利する者に茯苓」とあるが，猪苓も加味した方がよく効いている。しかし次の「腹中痛む者に附子」の加味はどうであろうか。ケースバイケースと思う。

　「泄利下重の者に薤白」の加味であるが，日本漢方を専門にする者にとっては『金匱要略』の胸痺心痛短気病脈証併治の例えば栝楼薤白白酒湯・半夏湯・桂枝湯のイメージが強いので胸

痺のみに使う生薬と思ってしまう。『中医臨床のための中薬学』（神戸中医学研究会編著，東洋学術出版社）をみると薤白は行気薬に分類され，効能は胸痺に対しての通調散結作用だけでなく，下気行滞作用があると記されており，「脾胃気滞の下痢・テネスムスに使用」とあり，この四逆散加薤白も納得できる次第である。

現代は内外すべてにおいてストレスの多い時代である。四逆散を使用する機会が格段に増えてきた。多少の参考になればと思う。

加味逍遙散と抑肝散の違い

　『傷寒論』は，主として感染症に対して編集された書物である。最近は同書に採用されている方剤は感染症に対してだけではなく，あらゆる雑病に応用されている。しかし，現在のような複雑な社会では『傷寒論』の方剤だけでやっていくのは私のような未熟者にはなかなか難しい。そのため，後世方の方剤を使用せざるをえなくなってきたが，その中でしばしば使う代表処方に加味逍遙散と抑肝散がある。

　出典は加味逍遙散が『和剤局方』(巻の九，婦人諸病に逍遙散として載っている）であり，一方，抑肝散は『保嬰撮要』(明の薛鎧撰，薛己増補) である。両方がいつ頃から頻用されるようになったのか私なりに手元の書物で調べてみると，前者は『衆方規矩』や『万病回春』等に記載があるが，後者はないので抑肝散は当時はあまり頻用処方ではなかったのかもしれない。

加味逍遙散と抑肝散の採用書籍

　抑肝散は，江戸中期に活躍した和田東郭の『蕉窓方意解』には抑肝散加芍薬として解説があり，また目黒道琢の『餐英館療治雑話』や甲賀通元の『古今方彙』には抑肝散として収載されており，この頃から盛んに使用されるようになったと考えられる。

　それぞれの出典のどの項目に記載があるのかというと，加味逍遙散の場合，『古今方彙』では瘧疾に「鬱症にて瘧に似る者

を治す第一の薬なり。その寒熱は正瘧と異なることなし……（略）」とあるが構成生薬は私たちが現在使用している方剤とは少し違っている。

やはり大事なところは女科（虚労）である。基本は逍遙散（『和剤局方』）で「肝脾の血虚にて発熱し或いは潮熱し，或いは自汗，盗汗，或いは頭痛，目渋り，或いは怔忡寧からず頬赤く，口乾き，或いは月経不調，或いは肚腹痛みを作し，或いは小腹重墜し水道渋痛し，或いは腫痛し，出膿，内熱，渇を作す等の症を治す」と適応が述べられ，「これに牡丹皮・梔子仁を加えたのが，加味逍遙散である」とある（『和訓古今方彙』，甲賀通元編，吉富兵衛訓註，緑書房より転用）。

一方，抑肝散は同書の急驚風（小児のひきつけ）に記載があり，「肝経の虚熱にて搐を発し，或いは発熱，咬牙，或いは驚悸寒熱，或いは嘔吐痰涎，腹脹少食，睡臥安んぜざる者」が適応である。

これだけの情報で両方剤を自由自在に使いこなせるだろうか。私には無理である。方剤のイメージが具体的に湧いてこないからである。そこでイメージ作りのために，江戸時代を代表する名医である和田東郭の『蕉窓方意解』から引用する。

加味逍遙散は「是れ小柴胡湯の変方なれども小柴胡湯よりは少し肝虚の形あるものにして補中益気湯よりは一層手前の場所に用ゆる」とある。

なぜかというと補中益気湯ほど胃気は弱っていないし，また腹診所見は「心下痞鞕し両脇もまた拘攣」しているが小柴胡湯ほど強くはない。また，加味逍遙散は「肝腎の虚火」すなわちイライラやのぼせ・ほてりを鎮めるために牡丹皮と山梔子が加味されている。牡丹皮は，水分の動きを鎮めるために入れてあ

り必ずしも瘀血のためではない。一番の適応となるのは産前産後の婦人で，口舌赤爛するものが症の例にあげられている。

加味逍遙散の鑑別のポイント

　やはり現代において，この方剤を使いこなす上で参考になるのは我が師である山田光胤先生の『漢方処方応用のコツ』(創元社) である。

　主なところを紹介する。

・**雑病には原方の逍遙散よりは加味逍遙散のほうが使いやすい**

　逍遙散が適応となるのは一定しない逍遙性の熱，すなわち少陽病の時期の虚証であり柴胡剤でいえば柴胡桂枝乾姜湯に近い。一方，加味逍遙散の方はこれに牡丹皮と山梔子を加えることで，実証寄りの人にも使うことができる。

・**使い方の要点として**

①用いる患者は中年の女性に多い。若い女性の場合，妊娠中絶や婦人科的手術を受けたことがあり，それ以降だんだん悪くなったものが多い。

②患者の訴えはほとんどみな精神症状，いわゆる不定愁訴で「ああでもない。こうでもない」という者が多い。特に多い訴えは頭痛・頭重・肩こり・めまい。当院の経験では，イライラ・のぼせ・ほてり・手掌が汗ばみやすいなどの症状がある。

③本人はこれらの症状を深刻に悩んでいるが他覚的にはたいした所見がない。「私はこんなに苦しんでいるのに周囲は誰もわかってくれない」という場合が多い。

④動悸・心悸亢進が安静時，就寝中にみられることがあり，これらは不安の表現の一種である。

⑤疲れやすい，疲れが抜けずいつもだるい。ちなみに逍遙散は『万病回春』では婦人の虚労病篇に出ている。
⑥夜よく眠れない。浅眠で朝は起きるのがつらく，ことに昼食後はだるくなって眠くなる。
⑦月経に異常がある。
⑧そして，最後の決め手が前述の腹診である。

さて，ここでコメントしておきたいことがある。加味逍遙散が適応となるタイプに多い服装である。

山田先生門下の弟弟子にあたる名古屋の山崎泰爾先生は，大変観察力に優れいつも驚かされるが，彼によると当帰芍薬散が合う女性は地味な服装が多いが，加味逍遙散の場合は派手な原色系を好む傾向にあるという。それを聞いてなるほどと思ったが，神戸大学時代の同級生の川口惠子先生が，著書の中で加味逍遙散が適応となる女性はレースのついた下着を好んで着けていると，私などの奥手にはとても気がつかないことを教えてくれた（『イラストでやさしく学ぶ素敵な漢方の世界』，洋学社）。

いずれにせよ加味逍遙散は，特に以上のようなタイプの女性が適応になる。

抑肝散の鑑別のポイント

それでは抑肝散はどうであろうか。出典の『保嬰撮要』には「肝経の虚熱発搐，或いは痰熱咬牙，或いは驚悸寒熱，或いは木乗土して嘔吐痰涎，腹脹少食，睡臥不安を治す」とあるが，これだけの情報ではこの方剤を具体的に活用するイメージが出てこない。原文から推測すると乳幼児のひきつけや夜泣き，あるいは歯ぎしり等が適応になりそうであるが，日本の漢方の先

達はどう解釈して活用したのだろうか。

　和田東郭の『蕉窓方意解』には加芍薬として出ていて「四逆散の変方」「多怒，不眠，性急の症など甚しきを主症とするなり」といわゆる Trias を強調している。

　目黒道琢にいたっては『饗英館療治雑話』の中で抑肝散を使用する大事なポイントとして「怒りはなしやと問うべし」と，怒りを表に出すか裏で堪えているかは別として，怒りの有無を強調している。また，いわゆる癇証で不寝者には特に効があると強調している。さらには「打撲の証にては和田にては，兎角肝火を瀉するが早道なりと云て，この方に加芍薬で用に妙なり」と最後の方で述べている。

　私が思うにこの打撲は，自損というよりは他人に傷害された場合に，この抑肝散が特に有効ということではないだろうか。

　なぜなら同じ程度の外傷でも自分の不注意でなった場合と他人からやられた場合では，痛みを感じるレベルと治る時間が違うことをたびたび経験するからである。

加味逍遙散の症例

　加味逍遙散の使用例はけっこうあるので，どれを選ぶのか迷ったが，最近の症例をピックアップして紹介することにした。

症例1　難治性の皮膚潰瘍

患者：41歳，女性。
主訴：足頸部の難治性の皮膚潰瘍。
現病歴：診察室に入るなり，いきなり機関銃のようにしゃべり出

した。こちらが口を差し挟もうとしてもしゃべりを止める気配が全くない。話があちこち飛ぶのでまとめるのに苦労したが，要点を要約すると，10年前より手足，特に足の血行が悪くなり，網目状血管炎となり，怪我をしたあとの潰瘍が西洋医ではよくならないので漢方治療を希望して来院したらしい。

現症：身長157cm，体重49kg，血圧100/72mmHg。脈は左沈弦細，右沈細。舌は淡紅・胖・歯痕・微白苔，先端はやや紅。腹力はやや弱で，右に胸脇苦満が認められた。腹直筋は上腹で軽度に突っ張り，臍上悸あり。両下腹に瘀血と思われる圧痛を認めた。また右下肢の前頸部に潰瘍，および両脚は網目状紅斑あり。

治療経過：網目状紅斑は漢方的には瘀血であり，皮膚潰瘍には千金の内托散が適応かと思われたが，全身的な面から考え，また腹診を参考にして加味逍遙散をベースに川芎（四物湯の方意），桃仁（駆瘀血作用のパワーアップ），桂枝・人参・黄耆（皮膚潰瘍の治癒促進）を加味して煎じ薬で投与した。

　1週間後には下腿の皮膚潰瘍は少しよくなり，歩行が楽になった。3週間後には普通に歩けるようになった。2カ月後には瘢痕にはなって完治したが，網目状紅斑は薄くなったものの，まだ気になるというので，1年間服用させ廃薬とした。

　その後はめまい発作や感冒等で年に1, 2回来院，毎回いろいろなことをしゃべりまくり話が次から次へ飛び閉口したが，下腿の皮膚潰瘍の再発および網目状紅斑の悪化は認めていない。経過を通じて抑肝散証のような「怒り」の存在はなかったのが印象に残っている。

症例2 睡眠障害

患者：45歳，女性。

主訴：夜は眠れず日中は逆に眠気が強い。血圧と脈拍の低下（問診票より）。

現病歴：X年5月，職場のトラブルに巻き込まれ，いろいろと考えていたら入眠が悪くなった。食欲もなくなり，日中の仕事中は逆に眠気が来てさらに血圧が下がり，意識レベルも落ちてボーッとして仕事に失敗することが多くなった。もともと冷え症であり体力がなく体はだるく疲れやすい。生理不順がある。以上を一気にまくしたてられた。第一印象として単なる反応性うつのようには思えなかった。酒は嗜まないが，1日20本の喫煙歴あり。

現症：身長152cm，体重42kg，血圧112/74mmHg。少し小柄である。なんとなく挑発的な顔貌。脈は左は沈弦細。舌診は全体は淡紅・胖・歯根・薄白滑苔であるが先端は紅である。この所見を私は同じ冷え症でも当帰芍薬散証と加味逍遙散証との鑑別点のひとつとしている。腹診は，前の症例と同じで加味逍遙散証の典型的な所見であった。

治療経過：以上より加味逍遙散加人参・酸棗仁を投与した（人参は脾虚に対して四君子湯の方意で，酸棗仁は不眠に対して）。2週間後に改善傾向。4週間後に昼間の眠気・体のだるさがなくなり，よく眠れるようになった。以後順調に諸症状が回復し，2カ月後に廃薬とした。

コメント：主訴が何であれ加味逍遙散証が背景にあれば，それをベースに方剤を組むことが多いが，それがよく効いている。

この方はその後2年して耳閉と耳鳴りで来院したが，柴蘇飲の応用としてエキスで加味逍遙散合香蘇散を投与したところ，日を追うごとに改善している。

さて，病名投与をすることは，あまり頭を使わないので，特に漢方診療の専門的なトレーニングを受けていない医師にとっては楽であるが，いくらなんでも虚実や寒熱の違いについては最低限心得ておくべきではなかろうか。

そこで加味逍遙散証の実証タイプ特に症状が激しくなった場合に何を使うかというと，私は升陽散火湯を選択している。

症例3 無意識に体が飛び上がる・めまい

患者：41歳，女性。

主訴：手足や体が無意識に飛び上がる。頭への血の逆流感がひどくて，大声を出したり暴れたりしたくなる。めまい感が強い等である。

現病歴：X—1年5月X日，帝王切開で男子を出産，授乳期間中うつ病となり，近所の精神科で抗精神病薬を処方されたが気分の落ち込みも体の辛さも改善せず，6月下旬当院受診。産後の心身不調なので芎帰調血飲加味を続けて，心身ともに快調に過ごせるようになっていた。ところがX年3月，「頭の中に砂嵐が舞うような」感覚に襲われるようになり，近医でエチゾラムを処方されたところ，物忘れや激しい頭痛，内臓の冷えが出現。茯苓四逆湯加竜骨牡蛎でそれらはよくなった。

それから約1カ月後に主訴の症状が出現し，生理前は下腹の痛みがひどく歩行も不可能となったといって来院した。

現症：身長167.7cm，体重66.8kg，血圧114/76mmHg。脈沈

弦。舌はやや紅舌・胖で辺縁が赤く微白苔。腹力は中等度からやや実で右に胸脇苦満。臍上悸。右下腹に瘀血と思われる圧痛あり（**写真**）。

治療経過：加味逍遙散タイプの実証と判断し，『傷寒六書』の升陽散火湯を煎じ薬で投与した。3週間後に来院。ホットフラッシュも，無意識に体が飛び上がる感じも軽くなった。8週間後，頑固なめまい感もなくなり気分はすこぶる快調という。現在，継続服用中である。

コメント：升陽散火湯の構成生薬は，柴胡・黄芩・人参・当帰・芍薬・白朮・茯苓・麦門冬・陳皮・生姜・甘草の11味よりなり，わかりやすく整理すると加味逍遙散去薄荷・山梔子・牡丹皮加黄芩・麦門・陳皮である。

　この方の本来の適応は「叉手冒胸，尋衣摸床，譫語，昏沈醒めざるを治す」より熱性病で意識混濁をきたし徐々に衰弱しつつある者に用いるのが本来であるが，私は和田東郭が『蕉窓方意解』で「小柴胡湯の変方にて即ち逍遙散より一変して来たるものなり。全体は虚候なれども肝炎熾なるの症」で「口舌乾燥し仮初めにも咽喉渇き」より，加味逍遙散証よりもさらにイライラや易怒など癇証的症状の目立つ者に使用

写真

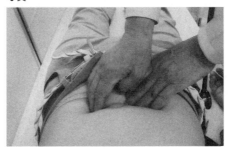

してしばしば著効している。

帰脾湯のやや実タイプに使う竜骨湯とともに知っていて損はない処方と思う。

抑肝散の症例

　この原稿を書き始めた2019年1月26日は，瀬戸内の比較的温暖な気候である私の居住地の大分市も朝から冷え込みがひどく，午前中から雨と雪が舞いだした。外来は暇かなと期待していたら，なんと待合室はいっぱいで，あちこちから咳が聞こえ，インフルエンザの患者がドッと押し寄せてきた。

　ところがこんな厳しい日でも来院してくれるのが抑肝散証や加味逍遙散証の人たちで，当院には結構いる。とにかく自分の話を聞いてほしいということである。一応マスクは着用していることが多い。しかし，診察室に入ってくるとサッとそのマスクを外すやいなやマシンガンのように言葉が次から次へと飛び出してくることがある。あるいは，しゃべらずに内面の怒りを必死で抑えている場合もある。前者は加味逍遙散証，後者は抑肝散証である確率が高い。

　そこで抑肝散（加陳皮半夏）の症例を提示するが，易怒・性急・不眠のtriasを示す典型例よりもそれの応用的な例である。

症例 4 疲労倦怠感

患者：63歳，女性。
主訴：ひどい倦怠感。
現病歴：44歳で夫と離婚後，一念発起して勉学に励み看護師と

なって勤務したのが精神科病院であった。そこはブラック企業ほどではないが，夜勤が月に10回もあり，また日勤では患者と常に笑顔で接するように指示されていた。相手は精神の病を抱えている人たちなので，年齢を重ねるごとに心身に不調を感じ疲労倦怠感が強くなり，X年3月に当院を受診した。

既往歴：帝王切開（2回）。

現症：身長159cm，体重54kg。血圧128／78mmHg。顔色はやや青白く，心身の衰弱感がありそうにみえる。脈は右は沈細，左は関脈が弦細。舌は胖で淡紅。腹診では腹力は弱で右に軽度の胸脇苦満，臍傍～心下に及ぶ腹部大動脈の拍動を触知し，また両下腹に瘀血と思われる抵抗と圧痛を認めた。

治療経過：背景に歯がゆさと怒りがあるのでないかと考え，それを問うと「その通りなんです」というので，補中益気湯や加味逍遙散を除外した。抑肝散証でしかもより虚証で慢性化していることから抑肝散加陳皮半夏を投与した。

　3週間後来院。少しずつ心身の調子がよくなり，あまりくよくよしなくなった。明るい気持ちになってきたという。

　さらに6週間後に「倦怠感がなくなりすごく元気になった。しばらく服用を続けたい」というのでその後8カ月間服用して廃薬とした。

コメント：心身の倦怠感，疲労感の原因にはいろいろあり，抑圧された解決しづらい怒りもあるよということと思われる。

症例5　食欲不振

患者：37歳，女性。
主訴：神経性食思不振症。

現病歴：X－6年，急に不安障害となり，自分では「そこそこ食べている」つもりなのに痩せていくようになった。その後，大きな病院の内科で神経性食思不振症といわれ，大学病院の精神科に約2カ月間入院。クエチアピンフマル酸塩・ラメルテオン・フルニトラゼパム・エスゾピクロン等が処方され食欲が出て，体重も2kg増えたが逆に疲れやすさは増し，朝も起きづらくなり全身の倦怠感に加え特に手足の冷えが強くなり，X年4月，当院を受診した。

現症：身長154cm，体重38.9kg。血圧82／50mmHg。やや青ざめた顔色。手足は冷えている。脈は左は弦細，右は細。腹診は腹力は弱く，右に軽い胸脇苦満，心下〜臍下にかけて腹部大動脈の拍動を触知し，右下腹に軽度の圧痛を認めた。

治療経過：細かく問診していくと西洋医から上から目線で典型的な神経性食思不振症とあっさり断言され，入院までさせられた。さらにはいろいろな抗精神病薬を山ほど飲まされたわりにはスカッと改善せず何かスッキリしない気持ちがあるとのこと。潜在的な怒りと体の辛さ，冷えが治らないことへの焦りがあり，睡眠薬を服用しないと眠れないうえ，それらの薬剤の副作用によるものか口の中がべとつくことへの不満が発露された。

　以上より，煎じで抑肝散加陳皮・半夏・人参・生姜・大棗を処方した。

　2週間後，少しずつ食べられるようになり疲労感やだるさ，体の冷えもよい感じだという。

　その後服用を続けた結果，心身の状態は快調となり，2カ月後には活発に動けるようになった。

　3カ月後には，普通に過ごせるようになり，2年後の現在は廃薬について検討することろまできている。

コメント：医師の患者に対する態度について，反省させられる症例である．かくいう私もあちこちでいろいろといわれていることだろうと自戒している．

症例 6　円形脱毛症・イライラ・易怒

患者：45歳，女性．
主訴：円形脱毛症・イライラ・易怒．
現病歴：X年3月，左乳がんを発見され当初は早期がんだと説明されたが，その2カ月後の手術は拡大手術で，さらには放射線治療までされ，8月にようやく終了した．話しが違うじゃないかと急に怒りとイライラが込み上げていたところ，右後頭部に円形脱毛症を発見しビックリして同月，当院を受診した．
現症：身長154.6cm，体重50.2kg．血圧116/74mmHg．脈は沈弦細．舌は淡紅，胖，微白苔，先端やや紅．腹診では腹力がやや弱で右に軽度の胸脇苦満と臍傍悸・心下悸を触知した．
治療経過：背景に怒りがあるので，どちらかというと加味逍遙散より抑肝散証と判断した．また，胃腸が弱いことより抑肝散加陳皮半夏を選択した．さらに，円形脱毛症には竜骨・牡蛎がよく効くのでそれらが入った桂枝加竜骨牡蛎湯を合方して投与した．

　以降は日を追うごとに内面の怒りやイライラは改善し，服用3カ月後には円形脱毛症もよくなったので4カ月目に廃薬とした．

　その後，X＋1年2月に来院．主訴はスギ花粉症の漢方治療である．気分は良好で円形脱毛症の再発もなく，毎日気持ちよく暮らしているとのことであった．

コメント：こと円形脱毛症については私の経験では漢方がよく効いている。男性のいわゆる壮年性脱毛症の場合は無理だが，男女ともにストレス等の関与がありそうな円形性脱毛症の場合は特に著効を示すことが多い。

　男性には大柴胡湯加竜骨牡蛎や柴胡加竜骨牡蛎湯・桂枝加竜骨牡蛎湯，女性には加味逍遙散に桂枝加竜骨牡蛎湯を合方で用いているがいずれも効果は抜群である。

　今回，抑肝散（加陳皮半夏）を使用したのは，心理的な背景に納得できないような怒りの感情があると考えらたからである。

　昔もそうだったかもしれないが，現代は公私にわたって思い通りにならない腹立たしいことが多いので，怒りによると思われる心身の体調不良が増えてきたように思える。

　何より怒りを表に出すか，裏で何とか抑えているかは別として，怒りが背景にある場合は，実証タイプには黄連解毒湯や三黄瀉心湯，虚証にはこの抑肝散（加陳皮半夏）を使う頻度が今後ますます増えていきそうである。「怒」の「又」の部分を「口」に変えて，「恕」になるように心の修業をしないといけないなといつも自戒している。

＊

　ストレス社会のこの時代，抑肝散は癇の強い小児（発達障害の注意欠陥多動症等も含めて）からすぐキレる高齢者，認知症の周辺症状，あるいはレビー小体型認知症まで広く使用される方剤となってきた。

　一言でいうと加味逍遙散は多愁訴，抑肝散は易怒と落ち着きのなさが目標ということである。

駆瘀血剤について

瘀血とは何か

　　古来から難病の原因のひとつとして瘀血があることはよく知られているが，しからば瘀血とはどんな病態なのであろうか。
　『漢方用語大辞典』(燎原)には，「血液が体内に瘀滞しているものをいう。経脈外に溢血して組織間隙に積存しているもの，あるいは，血液の運行が阻害されて経脈内に滞留しさらに器官内に瘀積しているものなども，すべて包括されている」と書かれている。また，それが発生する要因としては「ある疾病により二次的に起こる場合」例えば「打撲・閉経・寒が凝し気滞するなどにより瘀滞を発生する場合」が掲げられている。概念はこの定義である程度は理解できそうであるが，われわれ臨床医は日常診療をするうえでこれを具体的にどのように捉えたらよいのだろうか。
　それに対して同書には以下のような記述がある。
　「面色の黧黒，皮膚は青紫色となり鱗上に乾枯する」と，望診が大事ということ。その他「紫色の血腫……大便黒色」，舌診では「舌紫暗あるいは瘀点がある」，脈診は「渋」，腹診では「局部の固定した刺痛で按ずるを嫌う。小腹の硬満・胸脇のつっぱるような痛み」がポイントとなる。さらには症状として「重い場合は健忘・驚狂などがみられる」とあり，認知症や精神障害者の治療に際し参考となる。特に外傷がらみの「てんかん」に

対し，駆瘀血剤を併用するとドラマチックに効くケースを数々経験している（私がよく使用するのは治打撲一方や桂枝茯苓丸など）。

要するに慢性疾患や難病の背景には瘀血の存在をいつも頭に入れて治療していく必要があるということである。

では，この瘀血を現代医学的病理で考えるとどんな状態なのだろうか。同書から引用すると，「血液の循環障害，とりわけ微少な循環障害によるところのうっ血・出血・血栓・水腫など」「炎症による組織の滲出・壊死・萎縮・増生など」「代謝障害による組織の病理反応」「組織の無制限な増生あるいは細胞分化の不良」とあり，これなどは，がんも瘀血の一種とみなして漢方治療する場合もあるということである。

駆瘀血剤の使い分け

以上を踏まえて，それを治療する漢方薬が駆瘀血剤である。

ただし，駆瘀血剤を使用する際には血の流れをよくするために気の流れをよくするのが前提となるので，理気剤をそれに上手に組み合わせていくことが大事である。水の流れをよくする場合も同様であって，五苓散に含まれる桂枝などとても重要な役割を果たしていると私は思っている。

また，瘀血の背景に寒がある場合，散寒薬の代表のひとつとして附子を加味したり，瘀熱に対して大黄などの清熱剤を入れることも知っておくと便利である。

では，いろいろあるいわゆる駆瘀血剤をどう使い分けるかであるが，日本漢方が駆瘀血剤とひとまとめにしているのに対し，中医学では「活血化瘀薬」を活血と化瘀に分けている。

著者の大学の先輩である森雄材先生著の『図説漢方処方の構成と適用』(医歯薬出版株式会社)の「活血化瘀薬の構成」より引用すると，活血薬は「主として動脈系の血管を拡張することによって循環改善に働くもの」なので「うっ血を除去する効果は弱い」のに対し，化瘀薬は「主として静脈系のうっ血を改善する薬物で活血に働くものも多く，よく用いられる」。さらに「破血薬」になると「うっ血の除去だけでなく，凝血や血腫の分解吸収に働くもので化瘀薬より効能が強い」と大変わかりやすい解説があり，参考となる。

　それぞれに，どのような生薬が含まれるかであるが，「活血薬」として当帰・川芎・延胡索など，「化瘀薬」には牡丹皮・赤芍・番紅花(サフラン)・玄参・大黄・丹参・蒲黄・鬱金・益母草・牛膝・樸樕・川骨(樸樕・川骨は治打撲一方の構成生薬の一部)，「破血薬」として桃仁・紅花・莪朮(莪朮は治肩拘急方などに含まれる)・三棱，さらには日本ではあまり使用していないが水蛭・䗪虫・蝱虫，また解労散などに含まれている鱉甲・地竜などである。

　エキス剤にあるいわゆる駆瘀血剤もそれぞれの構成生薬からみていくと，それらの適応と使い分けが理解しやすくなる。

　また，ストレス的な背景，すなわち肝気鬱結があると，気滞や瘀血が生じやすくなるので駆瘀血剤の使用にあたり疏肝解鬱剤や理気剤を併用することは多い。例えば『医林改錯』(王清任)の血府逐瘀湯などが代表であるが，構成生薬は四逆散合四物湯加桃仁・紅花・牛膝・桔梗(ただし枳実のところが枳殻である)である。

　この方剤の虚証タイプに使用するのが加味逍遙散であり，より実証タイプには大柴胡湯合桃核承気湯あるいは大黄牡丹皮湯

である。

　さらに知っておくと便利なのは，当帰芍薬散タイプで瘀血の強いとき，あるいは桂枝茯苓丸証と思われるが手足の冷えなどが目立つ場合には『産論』の折衝飲がよい。構成生薬は桂枝茯苓丸去茯苓加当帰・川芎・牛膝・延胡索・紅花であるが，使用する機会は多く，効果は抜群である。

月経異常には

　駆瘀血剤の具体的な使用法として参考になるのが『金匱要略』の婦人妊娠病篇や婦人産後病篇，婦人雑病篇である。さらには大塚敬節先生の『症候による漢方治療の実際』(南山堂)にはさらに詳しい内容が述べられており，大変参考になる。

　例えば，「月経異常」の項では「月経異常には駆瘀血剤といわれている桂枝茯苓丸・桃核承気湯・大黄牡丹皮湯など用いられ，また順気剤である大承気湯・半夏厚朴湯・正気天香湯などで月経が通ずるものがある」旨が述べられている。つまり駆瘀血剤だけでなく気剤の半夏厚朴湯や正気天香湯がよい場合があるということだが，さらにはこれらでうまくいかないケースもある。例えば，裏寒が強く，当帰芍薬散が無効だった23歳の女性に附子理中湯を使用して，1年ほどかかったが月経が再来した症例が紹介されている。

　証によってはこの月経異常に対して柴胡桂枝湯や防已黄耆湯を使用する場合があり知っておくと使うチャンスが必ずある。柴胡桂枝湯は，尾台榕堂が『類聚方広義』の頭注で「婦人，故無く憎寒壮熱し頭痛眩暈し心下支結し嘔吐悪心，支体酸軟，あるいは痒痺しうつうつとして人に対するを悪みあるいは頻々と

して欠伸する者，俗に之を血の道と謂う。この方に宜し」と述べている。また，防已黄耆湯は『腹証奇覧翼』に「男女老少を問わずといえども多くは室女，許嫁の年齢以上，廿歳の前後までに卒に肥満をなして衝逆つよく両瞼紅にして経水短少，心気うつして開かざるは此の證あり。……医若し其の経行不利なるを見て誤って通経破血の剤を投ぜば徒に効を奏せざるのみならず，反って禍端を啓くことあらん」と書かれている。

　最後にもう一言。

　どのような病態であろうと，出産をきっかけに生じた諸症状については芎帰調血飲およびその加味方で解決することがあり，たとえかなりの年月がたっていたとしても，この方剤で一気に解決できる場合があるので，自家薬籠中に入れておくとよいと思う。

エキス剤にない方剤を どうするか

　中医学を専門に診療していた私が日本漢方を本格的に勉強するようになったのは，1991年12月，東京の金匱会診療所で月2回山田光胤先生に師事するようになってからである。
　金匱会診療所は最高の品質の生薬を使用した煎じ薬が主体であるので，そこで学んだ私の治療の基本は煎じ薬であり，市販されているエキス剤にない薬方もかなりある。ところが漢方治療を希望する患者が増えてくると煎じ薬のみでは残念なことに物理的に対応できなくなってきた。
　そこで既製のエキス製剤を使用せざるを得なくなったし，またエキス剤だけでいけそうなケースには最近はむしろ積極的に使用するようにしている。
　問題はエキス剤にない方剤の場合である。そのときには当然煎じ薬となるわけだが，緊急時や患者のたっての希望でエキスでいかざるを得ない場合がけっこうある。そのようなときにはいくつかのエキスを組み合わせて原方に近い方意を作って投与することになるが，なんとそれが案外効くのである。

茯苓四逆湯

　緊急時には茯苓四逆湯の代用としてエキスで真武湯合人参湯加ブシ末が使用できる。なお四逆加人参湯にしたい場合も，人参湯にブシ末を多めに入れて使うとよい。

症例1　激しい下痢に真武湯合人参湯加ブシ末を用いた例

　数年前，同級生の夫人が夜中に急に激しい下痢に襲われ，なかばショック状態で彼に連れられ来院した。血圧90/60mmHg。顔色は青ざめ手足は厥冷，脈は沈微細。「口が乾き胸がモヤモヤして落ち着かない」と言う。「発汗し若しくは之を下し病なお解せず」の茯苓四逆湯の証と思われた。しかし夜中の3時である。そこでその方意で真武湯エキス合人参湯エキス加ブシ末を処方した。翌日来院。1回分で回復したが，念のため3日間服用させ，すっかり元気になった。また，その娘が冷飲して腹痛・下痢となったときに余っていた人参湯エキス加ブシ末を服用させたところ，1服でよくなったことより，家の常備薬としてほしいといわれ，7日分処方した。

症例2　酸化マグネシウムによるショック症状に真武湯合人参湯加ブシ末を用いた例

　61歳，女性。

　元来，冷え症で胃弱。絶食して胃のバリウム透視をした後，バリウムを出す目的で下剤（酸化マグネシウム）3Tを夜までに3回服用した。翌朝8時30分，水様性下痢数回，絞るような腹痛があり2回吐いた。低体温（35.2度）となり全身から冷汗が出てなかばショック状態で来院した。血圧102/64mmHg。顔色は蒼白で意識レベルは低下，四肢は厥冷，脈は沈微細。「胸がモヤモヤして口内が乾く。尿が出ず筋肉がピクつく」という。

　そこでただちに茯苓四逆湯の方意で真武湯エキス合人参湯エ

キス加ブシ末を服用させ，5％ブドウ糖 250mL を点滴した。1時間後，気分は爽快となり，顔色も赤味を帯び改善した。体温も 36.3 度となったので帰宅させた。漢方は続けて服用するように指示した。翌日来院。気分もよくなり，下痢や手足の厥冷も帰宅後2～3時間ですっかり回復した。体温も平常時の 36.7 度に戻ったという。

苓桂甘棗湯

　本剤は奔豚に使用する代表的な方剤の1つである。『金匱要略』には，ほかに桂枝加桂湯と奔豚湯の2方が紹介されている。大塚敬節先生の解説では「今日のヒステリー発作にあたるもので，激しい動悸と衝逆を主訴とするもの」である。それを起こすきっかけは原文に「皆驚恐より之を得」とあることより，気の小さい神経質な人がびっくりしたり怖い思いを経験して起こすことが多いわけである。3方の私なりの鑑別は，奔豚の発作をちょっとしたことで繰り返す人には奔豚湯を，急性的に起こった場合に激しい頭痛を伴い顔が真っ赤な人には桂枝加桂湯，腹の動悸が主体で奔豚が胸までの人には苓桂甘棗湯を使用するようにしている。

　桂枝加桂湯はエキスでは桂枝湯に桂枝末を1～2g加味して使用している。また苓桂甘棗湯は苓桂朮甘湯エキス合甘麦大棗湯エキスでよく効いている。特に背景にヒステリー傾向のある人に著効を得ることを数々経験している。

症例3 ヒステリー発作に苓桂朮甘湯合甘麦大棗湯を用いた例

50歳，女性。

もともと神経質で小さなことが気になり，思い通りにならないとヒステリー発作を起こしていた。その都度来院して甘麦大棗湯で治まっていた。今回は親しい友人が急死したのを聞いてびっくりして自分の心臓が止まりそうになり，冷汗が出て，その後臍下からのどの奥に向けて何かが衝き上がってきて胸の拍動が強くなり，いても立ってもいられなくなり当院を受診した。

血圧148/70mmHg。脈は沈細数。不安そうで落ち着きのない顔貌である。腹力弱く臍下～心下に腹部大動脈の著明な拍動を触知する。心電図は心房細動等はなく頻脈のみであった。さっそくその場で苓桂甘棗湯の方意で苓桂朮甘湯エキス合甘麦大棗湯エキスを服用させ，奥のベッドで休ませた。1時間後にすっきりした顔で「すっかり治まりました」というので，同方を2日分持たせて帰宅させた。この合方を長期に服用させるのには甘草の量が多く，低カリウム血症や血圧上昇などの心配があるので，私はせいぜい2～3日分を渡すようにしている。

大青竜湯

インフルエンザのファーストチョイスは，病期や病勢を鑑別した上で麻黄湯や桂麻各半湯，柴葛解肌湯をよく使用している。ほとんどがこれらの方剤でよくなるが，なかには大青竜湯や柴胡剤，白虎加人参湯，さらにはごく稀ではあるが大承気湯

まで用いる患者もいる。

　大青竜湯は『傷寒論』に「太陽の中風，脈浮緊，発熱悪寒し身疼痛し，汗出でずして煩躁する者」に使用すると書かれている。この「汗出でずして」は，普通「麻黄剤等を服用しても汗が出ない」と解釈されているので，普通は二の手として使われることが多いし，私もたいがいはこの通りの使い方をしている。ところが，症例によっては全身症状に加え，煩躁・口渇がはっきりしているときには柴葛解肌湯や陽明病の白虎加人参湯等を鑑別後，最初から投与する場合もある。エキス剤では，麻黄湯と越婢加朮湯を合わせて代用する。

症例4　悪寒・発熱に麻黄湯合越婢加朮湯を用いた例

　51歳，男性。

　悪寒がして夜39度の発熱，全身の筋肉痛・関節痛があり，翌朝はのどのイガイガ・口渇・煩躁症状があり来院した。体格・栄養状態良好。血圧124／74mmHg。脈浮緊数。念のため撮った胸部X線写真は異常なし。

　そこで大青竜湯の方意で麻黄湯エキス合越婢加朮湯エキスを7.5gずつ分3で処方した。翌日来院。服用後，汗がかなり出て，それにつれ下熱し，今朝は36.1度で気分がスッキリしたとのこと。仕上げに小柴胡湯を3日分処方し完治した。

　大青竜湯は発汗し下熱したならばすぐに中止するべきである。『傷寒論』にも「一服で汗する者は後服を停む。汗多ければ亡陽し遂に虚す」と注意書がある。麻黄湯も葛根湯もそうであるが麻黄剤による深追いはよくない。万が一，hypovolemic shockを起こしてしまった場合は四逆湯類を鑑別して投与し，

十分な補液をすることで，たいがい乗り切れる。

柴葛解肌湯

　　この方はインフルエンザだけでなく一般の上気道炎でも使うチャンスがけっこう多い。浅田家方は柴胡・葛根・甘草・黄芩・芍薬・麻黄・桂枝・半夏・石膏・生姜の10味から構成され，口訣では「麻黄，葛根，二湯の症未だ解せず，既に少陽に進み，嘔渇甚だしく，四肢煩疼する者に宜し」と，その適応が述べられている。エキスでは葛根湯合小柴胡湯加桔梗石膏で十分代用できる。

麻黄附子甘草湯

　　麻黄附子細辛湯が『傷寒論』では「少陰病，始めてこれを得，反って発熱し脈沈なる者」に対して「少陰病，之を得て二三日，麻黄附子甘草湯にて微しく発汗する」のが適応であるが，エキスの場合は麻黄附子細辛湯に桔梗湯もしくは甘草湯を合方して使うとよいようである。

桂姜棗草黄辛附湯

　　本剤は『金匱要略』の水気病脈証併治に桂枝去芍薬加麻黄細辛附子湯と出ている方剤の別名である。しかるにそこに記されている条文には「気分，心下堅，大如盤，辺如旋杯，水飲所作」とあるので具体的にどんな状態に使用してよいのか惑わされてしまう。

　　この状態を現代医学的に解釈すると，いろいろなことが思い

通りにならないために，すなわち種々のストレスによって自律神経のバランスが崩れて（＝気分），胃の機能障害を起こし，その結果として胃の中に胃液や食物残渣が停滞して胃壁から腹直筋を椀状に持ち上げ（心下堅，大如盤，辺如旋杯）た結果を表していると思われる。であるならばこの病態の解消に，桂枝去芍薬加麻黄細辛附子湯がなぜよいのか，なかなか理解しがたいのである。

　それで吉益東洞などは，「太陽病これを下して後，脈促，胸満する者」に使用する桂枝去芍薬湯と「少陰病始めてこれを得，反って発熱し脈沈の者」に適応のある麻黄細辛附子湯の「二方の証，相合する者を治す」と『方極』で述べているのは「なるほど」とは思えるものの，「気分以下」の条文に対しては「証具らざるなり。証は当に二方の下に於いて求むべきなり」としてそれ以上の考察を避けているぐらいである。また枳朮湯については気分の2文字はないものの，「心下堅」以下は同じ条文が出ているので，ますますややこしくなってしまう。この2方の鑑別については，東洞先生著の『薬徴』の「朮」の「互考」の中に，「心下堅大にして悪寒，発熱，上逆する者は桂姜棗草黄辛附湯之を主」り，「朮は水を主」るので「心下堅大にして小便不利する者は枳朮湯之を主る」と述べられているものの，何か判然としない。東洞先生が，方剤の方意を知らざれば「則ちいまだその証中らざるなり。其れ其の方意を知るは薬能を知るに在るなり。能く薬能を知りて後，始めて方を言うべきのみ」と言われることはもっともではあるが，私に言わせると「方」はある目的あるいは適応をもって作成されているので，方の中の構成生薬の各薬能の総和が必ずしも方の証を完全に表すことにはならないのではなかろうか。

尾台榕堂先生も『方伎雑誌』の中で同じようなことを言っている。すなわち桂枝去芍薬湯と麻黄細辛附子湯の2方の証相合するものといった観点からだけではこの桂姜棗草黄辛附湯を完全に使いこなすことは難しいのではなかろうか，と。
　さて本剤の適応であるが，数日以上経過した顔色の悪い遷延性の感冒や気管支炎はもちろんであるが，ストレスがらみの頭痛・腰痛などには独得の腹証を確認して使用すればそれこそ短期間でドラマチックに効くことをよく経験している。また，師の山田光胤先生は，以上の適応以外に麻黄附子細辛湯の証と思われても胃腸の弱い方には，この方剤の方を使用されていた。
　エキス剤でいく場合は芍薬が余分に入るが桂枝湯合麻黄附子細辛湯を使用することになる。これでけっこう効いている。
　余談であるが，坐骨神経痛に対して吉益南涯の芍薬甘草湯合大黄附子湯（芍甘黄辛附湯）がよく使用されているが，便秘のない症例に対しては山田光胤先生の芍甘麻黄辛附湯の形で投与するとよい。私は芍薬甘草湯合麻黄附子細辛湯に修治ブシ末0.5〜1.5gをさらに加味して使用している。冷えで増悪する腰痛症や坐骨神経痛に対してNSAIDsとは比べものにならないくらい，短期間で効いている。エキスで組み合わせていく場合，麻黄および甘草が多量に入っているのでカリウムを定期的にチェックし，また心疾患・前立腺肥大・不眠・血圧上昇などに対する用心が必要であるのがやや難点ではあるが。

柴芍六君子湯

　ストレスがらみで胃腸症状が起こった場合に使用される処方に柴芍六君子湯がある。ていねいな問診で背景にある増悪因子

としてのストレス的要素（中医学的には肝気鬱結）をチェックすることと，舌診・脈診（左右の関脈の比較），そして腹診（胸脇苦満と腹直筋の拘攣）所見を確認して投与すると，有効率が飛躍的に上昇する。エキス剤では，枳実が余分になるが，四逆散と六君子湯を合方するとよい。

症例5　食欲低下・胃もたれ・全身倦怠感・気力の低下に四逆散合六君子湯を用いた例

60歳，男性。

定年を間近に控え，将来のことをいろいろ考えているうちに徐々に食欲低下・胃もたれ・全身倦怠感・気力の低下が生じた。普通の西洋薬の胃薬やビタミン剤は全く効かない。心療内科では「軽いうつ」と言われ，SSRIを処方されたが眠くなるだけで気分もよくならず，胃もたれはかえって悪くなったといって来院した。

うっとうしそうで少しイライラした顔貌で入室した。体格・栄養状態は中等度からやや痩せ型。脈は左関脈強，右関脈沈細。舌診は舌尖から辺縁がやや紅で，歯痕舌，白苔。腹診は筋力はやや弱く，両側性で特に右側に強い胸脇苦満と季肋〜臍上に及ぶ腹直筋の両側性の拘攣，心下痞鞕，振水音を認めた。

以上より，柴芍六君子湯（柴胡3.0，芍薬4.0）を煎じ薬で処方した。2週後に来院して「気分も胃腸の具合もだいぶよい。もたれなくなった。疲れにくくなってきた」という。継続服用して2カ月後にはほぼ元気な頃のように戻ったとのことであるが，本人の希望でさらに継続服用させることにした。ところが再就職が決まり忙しくなるのでエキス剤にしてほしいという。

そこで四逆散エキス7.5ｇ合六君子湯エキス7.5ｇを分3で投与したところ，これで十分効いているとのことである。

柴芍六君子湯はストレス社会の現状にあって使用する機会は多い。私はその実証タイプには解労散を投与している。柴芍六君子湯はエキスでいく場合，四逆散ないしは柴胡桂枝湯，女性で更年期がらみの場合は加味逍遙散（いずれも柴胡・芍薬の2味が構成生薬に含まれている）に六君子湯を合方してなんとか代用できそうであるが，解労散は四逆散加鼈甲・茯苓であるし，また浅田宗伯の『橘窓書影』などをみると，しばしば使用している延年半夏湯などはとてもエキスでは似た処方を作れそうにない。

ただし左脇痛を治すところの当帰湯の実証タイプに使う柴胡疎肝湯は四逆散加香附子・川芎・青皮であるのでエキスの四逆散合香蘇散で十分代用できる。ただしその流れの中でよりいっそう症状が激しくなったときの理気平肝散は柴胡疎肝湯に烏薬・木香を加えたものなのでエキスで作るのは難しそうである。

香砂六君子湯

この方は六君子湯加香附子・縮砂・藿香のことであるが，浅田宗伯の『勿誤薬室方函口訣』では「脾胃虚弱にして宿食痰気を兼ね，飲食進まず，嘔吐悪心す。或は泄瀉後，脾胃不調，或は風寒病後，余熱退かず，咳嗽止まず，気力弱き者を治す」と述べられている。

要するに六君子湯単独ではもうひとつ胃もたれや胃の膨満感が改善せず，食欲も亢進しないときに使用するわけであるが，エキスでいく場合には六君子湯合香蘇散でけっこう効いている。

香附子・縮砂は宗伯に言わせると「開胃の手段」すなわち長谷川弥人先生の解説では食欲を増す目的で加味されているとのことである。平胃散に加えるときは消食の力をすみやかにするとのことなどで平胃散証と思われる患者に平胃散を投与してもなお胃もたれや消化不良があるようなときに香附子・縮砂を加味すると確かによいのは私も経験しているが，エキス剤の場合は合香蘇散でよさそうである。

気剤としてよく使用している分心気飲は今のエキス剤をどう組み合わせたら代用できるのか今のところ私にはよくわからない。この方剤を使用する機会はけっこう多いので，将来困るなと心配している。

第 3 章
漢方の味わい

第5章

漢方のあれこれ

『傷寒論』はウソをつかない

条文通りの症例がある

　日常診療では西洋医学的にはあまり問題にならない症状でも，漢方医学では薬方決定のポイントとなることがたびたびある。特に『傷寒論』の条文通りの訴えなどがある場合である。

症例1　頭だけに汗をかく

　Aさんは32歳，抗生物質で有名な西洋薬メーカーのMRさんである。1週間前にひどいかぜを引き，抗生物質や解熱剤で急性症状はなくなったが，寒けと口内の乾燥感，胸の不快感が残った。しかも「先生，不思議なことに頭にだけ汗をかくんです」という。この瞬間，薬方は決定したが一応型通りの診察をして，右の軽度の胸脇苦満と臍傍～上の悸を確認後，柴胡桂枝乾姜湯をエキスで投与した。3日分ですべての症状が改善した。

　さて『傷寒論』『金匱要略』の方剤で「頭汗」を証の中に示すものは大陥胸湯・柴胡桂枝乾姜湯・梔子豉湯・茵蔯蒿湯と防已黄耆湯の5方である。よって「頭汗」を症状のひとつとして訴えるケースはこの5方を鑑別して投与すればよいわけである。

症例2 眼の玉が飛び出しそうな咳

　65歳の体格のよい女性である。糖尿病は食事療法で，また持病の喘息は日頃は柴朴湯で，発作時には麻杏甘石湯を服用して事なきを得ていたが，今回はいったん咳が出だすと顔が真っ赤になるぐらい続き，ゼイゼイいって麻杏甘石湯では効かない。「先生，咳が続くとのぼせて眼の玉が飛び出しそうになるくらいひどい」という。

　この瞬間，次の条文が私の頭の中に浮んできた。「咳して上気す。此れを肺脹と為す。其の人喘し目脱状の如く脈浮大なる者は越婢加半夏湯これを主る」である。また，ひどいときには吐きそうになるし，口もすごく乾くというのもこの処方であることを裏づけている。

　脈も浮で力があったのでその方意でエキスで越婢加朮湯合小半夏加茯苓湯を投与した。1週間分の服用で症状はドラマチックに改善した。

　この例のように，条文通りの症状を患者さん自身の口から直接訴えられることをしばしば経験する。特に薬方の出されている『傷寒論』『金匱要略』の条文は暗記するぐらい熟読しておくべきだと痛感している。

　それにしても『傷寒論』『金匱要略』はウソをつきまへんな。

意外と多い陽明病

　リン酸オセルタミビルが使用されるようになってからはあまり経験しなくなったが，それ以前はインフルエンザに罹患後，

種々の西洋医学的治療にもかかわらず，1週間以上も高熱が持続したり，さらには数日も便が出ず腹満し，うわごとを言うなどの症状を呈する患者がけっこうみられた。

『傷寒論』医学では，真寒仮熱を鑑別後，「陽明病」と判断して対応していくと，漢方薬のみでドラマチックに改善していくことが多い。

症例3 持続する高熱と汗に白虎加人参湯

65歳，女性。2週間以上高熱が持続し，全身に皮疹を生じ当地の大学病院を受診。異型麻疹，膠原病等確定診断がつかぬまま，さまざまな抗生物質や解熱剤を1週間服用するも全く改善しないため当院を受診した。

家族に抱きかかえられ診察室に入ってきたが，汗とアカにまみれた悪臭に一瞬逃げ出したくなった。39度の熱。全身からの汗。脈は洪大で口渇が著明。意識は朦朧状態。以上より，白虎加人参湯9.0g/日を投与した。1週間後，別人のようにスッキリして来院。漢方服用2日目に3週間続いた熱が「ウソのように下がり」，全身の発疹も消失した。気分がよくなり風呂に入り今は全く元の状態に戻ったという。そして「私の病名は？」と質問するので，「漢方医学では"White Tiger病"です」とお答えした。

白虎湯・白虎加人参湯の具体的活用は『類聚方広義』に詳しく述べられている。糖尿病への応用は二義的なものであり，感染症の経過中や熱中症等にしばしば使用され，西洋薬にない効果を発揮するので漢方専門医にとって大切な薬方のひとつである。

症例4　持続する感染症の高熱に大承気湯

　51歳，女性。1週間前にインフルエンザに罹患。さまざまな西洋薬を服用したがスッキリとせず，38度以上の高熱が持続し「体が熱く頭が割れるように痛い。汗が全身から出て非常に口が乾く」といって来院。脈は沈緊。腹満で「便は5日間出ていない」。腹診では臍を中心に実満し圧痛もあったので大承気湯7.5g／日を投与した。

　3日後に来院した。大承気湯服用後「臭い便がいっぱい出て，それにつれ熱が下がり気分もよくなった」という。現在頭痛もない。体温36.1度。腹満も消失していたので廃薬とした。

　大承気湯は雑病では防風通聖散とともに実証タイプの頑固な便秘に使用されているが，感染症でも高熱持続・腹満・便秘・譫語などが認められた場合は迷わず使用してみるとよい。陽明病は意外と多いものである。

「心中懊憹」症

　日常診療していると，主訴として「胸の中がモヤモヤして落ち着かない，熱っぽい，奥が痛む，そのために不安でたまらない」等を訴える患者がときどきみられる。西洋医学的には，狭心症や逆流性食道炎，肺や肋膜の疾患を鑑別する必要があるが，漢方医学的には「心中懊憹」と判断して対処する。

症例5 梔子柏皮湯が奏効した例

　47歳の男性。私の飲み友達の一人。高血圧で近医で加療中。

　X年12月は仕事の忙しさと宴会続きでいささか疲労気味であったという。12月8日，急に発熱して頭が痛くなったので「かぜ」と思い，手持ちのバファリン2錠を服用したところ，大量発汗して熱は下がった。しかし「急に胸苦しくなり不安が出て，じっと寝ておれない。身の置き所がない」と言って，12月9日午前3時，私の自宅に電話してきた。

　「何時と思っとるんや。胸がしめつけられるんか。もし心臓の病気やったら大変やな。そしたらすぐ来なさい」

　30分後，不安そうな顔をして両手で胸を押さえながら来院した。

　早速とった心電図は異常なし。以上より『傷寒論』の「発汗吐下の後，虚煩して眠を得ず，若し劇しき者は必ず反覆転倒し心中懊憹す」の梔子豉湯証と診断した。ところが夜なので調剤薬局が閉まっている。そこでいろいろ考えた後に，代用として梔子柏皮湯（エキス）を処方した。

　その後来院しなかったので心配していたところ，なんと3日後に夜のスナックで偶然再会した。

　「先生，あの薬一服飲んだら気分がよくなり，2服で完全に胸苦しいのと不安がとれた」

　「それでもう酒を飲んでまわっとるんかい。ええかげんにせんか」

　「でもあの漢方飲んで3日目ですけど酒がおいしく飲めるんですよ」

「そうなんか」

　今回はこの梔子柏皮湯を心中懊憹に対する処方として梔子豉湯の代用で出したのだが，本来は「傷寒，身黄，発熱する者」に使用する方剤なので肝機能の改善によく「お酒がおいしく飲める」ようになったと思われる。

　虚煩・心中懊憹状態を西洋医学的に解釈するのは意外と難しい。ただ山梔子の入った処方を最近話題になっている逆流性食道炎などに使用すると大変よく効くことがある。また不安による胸のモヤモヤ感に半夏厚朴湯加山梔子・黄連が著効するので，自律神経の失調等が背景にある可能性も考えられる。漢方専門医としてぜひ知っておきたい病態である。

病名にこだわらない

　実際の診療の際に，私たちはどういう基準によって漢方薬を選んでいるのだろうか。一番楽なのは病名投与である。例えば，「アレルギー性鼻炎には小青竜湯」「二日酔いには五苓散」「女性の冷え症には当帰芍薬散」などのような処方の選び方である。特に「こむら返りに芍薬甘草湯」にいたっては，漢方を全く知らない西洋薬だけで治療している先生が，その副作用を知らないまま安易に使用されていることがある。

　一方，症候によって漢方薬を選択する立場がある。例をあげると，「頭痛に対して筋緊張性タイプには葛根湯」「片頭痛タイプには呉茱萸湯」「どちらのタイプかわからないケースには川芎茶調散」などの選び方である。この場合，特に虚実や寒熱を理解して使い分けると，さらに有効率が上がってくる。

　先述のアレルギー性鼻炎を例にとり，実証から虚証，あるいは熱から寒へとそれぞれ適応となる漢方薬を並べると，越婢加朮湯や葛根湯（加川芎辛夷）から小青竜湯・麻黄附子細辛湯・苓甘姜味辛夏仁湯・真武湯・当帰芍薬散などがラインアップされてくる。また，便秘を例に考えた場合も同様であり，代表的な処方は大黄製剤だけではないということである。

　そこでここでは，上記で紹介した病名や症候による選択ではなくて，漢方医学独自の考えに基づいて方剤を決定して処方し著効を得られた症例を報告する。

| 症例 1 | **掌蹠膿疱症** |

患者：46歳，女性。

主訴：掌蹠膿疱症。

既往歴：33歳時，右膝靱帯断裂の手術。

現病歴：X－1年7月，特にこれといった原因がなく両手掌・足底が痒くなった。膿疱が散在。さらに8月，頭皮が痒くなりフケが増えた。また，10年以上前より，毎年何回も副鼻腔炎を繰り返していたという。近所の皮膚科で，抗アレルギー薬とステロイドの入った塗布薬を処方されたが，全く効果がないといってX年1月10日に来院した。

現症：身長145cm，体重61kg。豆タンクといった体型で水太り様。脈は沈細。舌は淡紅・胖・微白苔。舌下静脈は青黒く怒張し，蛇行。腹診では腹力はやや弱く，カエル腹様で両下腹に瘀血と思われる抵抗圧痛を認めた。

治療経過：夏は暑がりでよく汗をかき，冬は寒がりで低体温となる。いつも体が重く，疲れやすい。便秘はないのに下腹が張った感じがあるという。

　主訴は掌蹠膿疱症であり，毎年副鼻腔炎を繰り返しているので，病巣感染と考えると荊芥連翹湯や十味敗毒湯が候補にあがる。または，手掌・足底の煩熱とみれば三物黄芩湯などが考えられる。

　私が選んだのは，防已黄耆湯と桂枝茯苓丸加薏苡仁のエキス剤の合方で，各5.0gを分2で処方した。局所的な所見よりも，全体としての証を腹証等を参考にして決めたのである。

　結果は，2週間ごとに来診するたびに手掌・足底の痒み，

膿疱症はみるみるうちになくなり，6週間後には略治の状態となった。

コメント：病名投与は，あくまで虚実や寒熱を考えた上でということが前提ではあるが，あまり頭を悩ませず楽である。しかし，ときにうまくいかない場合がある。そのときは，全身的な体質や腹診・舌診・脈診所見を参考にして，局所の所見にこだわらずに投与すると効果が出ることをしばしば経験している。

症例 2　円形脱毛症

患者：45歳，女性。

主訴：円形脱毛症。

現病歴：元来イライラしやすく，すぐ怒る性格であった。X年3月，左乳がんの手術をした。その2カ月後，拡大手術を行い，さらに放射線照射を受け，8月2日に終了した。「早期がんだと言われたのに，こんなことになり納得できない」という気持ちが続いていたところ，8月22日に右側頭の円形脱毛に気づき，その日のうちに漢方治療を求めて来院した。

現症：身長155cm，体重50kg。血圧116/74mmHg。右耳介の後ろに円形脱毛を認めた（**写真1**）。脈は左は沈弦細，右は沈細。舌診は淡紅，胖，歯痕，微白苔。腹診は腹力やや弱で，右に軽度の胸脇苦満，臍を中心に上下にわたる腹直筋の拘攣，心下〜臍下にかけての腹部大動脈の拍動を触知した。

治療経過：現病歴より円形脱毛症発症の背景には，当初早期がんとして手術を受けたのに，実際は進行しており，拡大手術，さらには放射線照射までされたことへの何とも言いようのな

い怒りがあると考えた。そのため，加味逍遙散証ではなく，抑肝散証の方であると判断した。

そこで腹診所見を参考とした上で，円形脱毛症には竜骨・牡蛎の加味が効くことが多いので，抑肝散加陳皮半夏と桂枝加竜骨牡蛎湯のエキス剤を5.0gずつ合方して分2で投与した。

1カ月ごとに来院し，易怒・不眠の改善とともに，円形脱毛症も改善して，3カ月後には脱毛はなくなった。**写真2**は，X＋1年2月にスギ花粉症の治療で来院したときに撮ったもので，円形脱毛症は完治している。

コメント：女性の円形脱毛症に関しては患者の証に合わせて投与した場合は，漢方治療の有効率は90％以上である。ただし，男性の壮年性の脱毛症は，私のところでは有効率はかなり低いが，柴胡加竜骨牡蛎湯がファーストチョイスである。

写真1

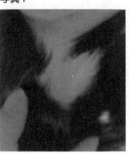

写真2

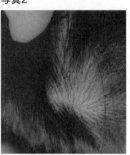

症例3　息苦しさ・咳

患者：86歳，男性。

主訴：息苦しさ・咳。

現病歴：X年8月，孫の結婚式で上京して心身ともに大変疲れ

た。その後少し動いても息が苦しくなって咳込み，朝方の胸苦しさがひどく，N病院に入院した。肺気腫の診断でテオフィリン徐放剤，塩酸マブテロールを処方され2週後に退院した．ところが息苦しさ，咳が改善しないばかりか腹満と便秘もあった。また主治医に勧められた「在宅酸素療法をしたくない。漢方でなんとかならないか」といって，同年11月24日当院を受診した。診察すると体格・栄養状態は良好であるが，肩で息をしいかにも苦しそうで，聴診でラ音を聴取し喘鳴もあった。問題は腹診である。腹力は十分あり，著明な胸脇苦満があった。腹満と便秘があり，排便すると呼吸が少し楽になるという。

現症：血圧156/80mmHg，脈沈で力あり。

治療経過：少陽の実〜陽明と判断し胸脇から腹を疏せば胸の圧迫がとれ呼吸状態も改善すると考えて，大柴胡湯合半夏厚朴湯 各7.5g/日を投与した。

　5日後来院，便が1日2〜3回かなりの量が毎日出て，またそれにつれ胸苦しさと息切れが非常に楽になった。2週間後，体重が4kg減り，息苦しさもほとんどなくなった。1カ月後，普通に生活ができ，毎日外出しているという。

コメント：結論からいうと，上焦の病気を診たら普通は上焦用の方剤を投与するが，それでうまくいかないときには，中焦や下焦に目を向けアプローチしてみると意外と著効を得ることがある。また一度下（瀉）してみることは漢方的には大変大事な治療法のひとつであることを強調しておきたい。

　私たちは西洋医学の教育を受けてきたので，患者さんの病気を診断し治療する際，どうしても臓器にこだわりがちである。この症例のように，咳や喘鳴を主訴とした場合，気管支

喘息とか肺気腫とかあるいは慢性気管支炎と診断し，治療もその病名に基づいて気管支拡張剤等々を処方する。それでうまくいけば問題ないわけだが，なかには教科書的治療ではなかなか改善しない例が存在する。そんな場合，漢方では咳であれば『黄帝内経』の咳論に「五臓六腑皆咳をなす」とあるように，肺にとらわれず患者の全身をていねいに診察して方剤を決定し処方していくのが原則である。

腹診の技術を磨く

主証を見極める

　現代はストレス社会であるので多彩な症状を訴えて来院する患者さんが増えている。加味逍遙散証の女性の無限といってよいほどの訴えにその都度対応していては，それこそこちらの体というか心のスタミナがもたない。そこで的確な処方を決定する際に何がポイントとなるかといえば，主証の見極めと腹診所見である。

　例えば，よくアレルギー性鼻炎や気管支喘息に使用される小青竜湯を例にとると，『傷寒論』に「傷寒表解せず心下に水気あり乾嘔して発熱して咳し，或は渇し或は利し或は噎し，或は小便不利し小腹満し或は喘する者」と記載されている条文中，腹診上は「心下の水気」の有無をみるのは大きな決め手であるが，この小青竜湯の主証は「乾嘔，発熱，咳」であり「或は」以下の症状は客証であるので，主証が改善されれば消失する。参考にはなってもあまり囚われる必要はないといえる。

　なお，各方剤の主証のポイントをまとめてあるのが吉益東洞の『方極』である。条文と頭註を含め総合的処方解説書としては尾台榕堂の『類聚方広義』がある。これには東洞先生の『方極』と『類聚方』をひとつにまとめただけでなく，自己の臨床経験から出たアドバイスが欄外に付記されているので大変有益な本のひとつである。

症例1 乳がん手術後の腕の腫れと皮膚の硬化

患者：60歳，女性。

現病歴：5年前，左乳がんで腋下のリンパ節を含め切除され，その後徐々に左腕が太く腫れ，皮膚も象の皮膚のように硬くなったといって，来院した。

腹診所見：腹力中等で右下腹に瘀血と思われる圧痛があった。

治療経過：葛根加朮附湯合桂枝茯苓丸加薏苡仁を投与した。効果はドラマチックで，服用2週間後より左腕の腫れが引き始め，3カ月後には象皮様の皮膚の硬化もなくなり，半年後にはほぼ右腕と変わらないほどとなり大変喜ばれた。

コメント：桂枝茯苓丸加薏苡仁は，諸症状と腹診が決め手となったが，葛根加朮附湯は『類聚方広義』の頭註に，「本方（葛根湯）に朮附を加え葛根加朮附湯と名づく（中略）凝𩩲腫痛する者……これで排毒すべし」とあることより左乳房〜腋下リンパ節切除後の左腕のリンパ浮腫性の腫れと皮膚の象皮様硬化を「凝𩩲腫痛」とみなしたからである。

客証にまどわされず主証を見極めること，腹診をていねいにすること，『類聚方広義』は頭註まで徹底的に学ぶことが大事である。

「虚」と「実」の判断

漢方を本格的に勉強するにあたっては，基本となる用語を正確に理解することが大変大事である。ところがわが国では，中医学と日本漢方と二大流派があり，困ったことに同じ漢方薬を

処方するにしても，考え方や概念が異なるところがあって注意が必要である。

ある講演会で「虚実」についてこんな質問があった。「中医学や『黄帝内経』では『実』は邪気の有余，『虚』は精気の不足となっていて，『実』は攻撃因子，『虚』は防御因子であり，その相対的な争いで病気の緩急が決まるわけで，体力があるとか無いとかというのは違うんじゃないですか」という内容である。確かに『黄帝内経』の「通評虚実論」では「邪気盛実，精気奪則虚」となっているが，日本漢方家たちにとってそんなことは百も承知である。

では，なぜ体力の虚実を強調するようになったのかについて，江戸中期に活躍した名医・和田東郭の『蕉窓雑話』に次のように述べられている。すなわち「平生言うところの虚実を人の体にかけてみること治術の上において甚大事の入るところなり。とかく夫々の人体の厚薄虚実を度って薬剤の補瀉をなすべきことなり。必ずしも一概に病の虚実のみに目を付くべからず。皆夫々の木地によってそれ相応の物を用いざる時は大に害を招くことあるものなり」「治術の上にては病勢の盛衰激易は元よりにて，其の人の体の虚実と薬剤の軽重遅鈍を善弁すること肝要の努めなり」という内容である。

また，中医学の世界でも，程鐘齢の『医学心悟』論清法を引用して，『中薬の配合』(丁光迪著，東洋学術出版社，p.16～17)に，以下のような内容の記述がある。

「清法を使う場合には，まず人や病証について十分に認識している必要があり……もともと頑強な体質の人が実熱証になっている場合には清熱薬の用量を少し多くしても弊害はない」

しかし一方「もともと虚弱な体質の人が熱証になっている場

合には清熱薬は少量で使う必要がある。そのような人の場合，清熱薬の用量が多すぎると熱を治癒できないだけでなく，体内に寒を生じてしまう。これが清法における人をみることの重要性である」

　これは『黄帝内経』や中医学で定義する「虚実」はもちろん十分理解した上で，実際の臨床にあたっては体力の虚実も参考にして治療にあたることが大事だと言っているわけで，一言で言えば「学医」と「術医」の違いを説いている。

　では，その体力の「虚実」をどうやって判断するのかであるが，BMIの大きさが，すなわち一見肥満の人が必ずしも実証ではないことに注意する必要がある。日本漢方では大柴胡湯や防風通聖散と防已黄耆湯では虚実が違うのは自明の理である。一般的には筋肉の緊満度や腹力，胃の強さ・弱さ等々を参考にして決めるので，腹診力が問われることになる。吉益東洞の治験録である『建殊録』では，腹診所見が方剤決定の大きな決め手となっているので，日本漢方を修得していく上において，しっかりした腹診の技術を磨くことがとても大事であることを強調したい。そのためのテキストのひとつが和久田寅叔虎・稲葉克文礼の『腹証奇覧』である。

漢方方剤特有の圧痛点

　方剤特有の圧痛点を処方選択の決め手とすることは，漢方を専門にする者にとって情けないことではあるが，実際の臨床の現場ではなかなかそう恰好いいことばかり言っていられない。いくつかを紹介する。

1. 大塚の臍痛点

　恩師の山田光胤先生がわが大分市にご講演に来られたとき，私はかぜの引き始めだったので早速診ていただいた。脈は浮で力あり「項背が強ばること几几で汗なく悪風」していたので「葛根湯だよ」と言われた。腹診で臍の直上のLinea Albaの附着部を押さえられ「うっ」と痛みを感じた。「これが大塚先生の有名な臍痛点で，葛根湯証の腹診上の決め手」と教えられた。私のかぜは葛根湯を服用して2日以内に臍痛も含めすべて治った。

　以後，私自身は「なんとなく，かぜっぽいな」というときには，この臍痛点に圧痛があればすぐ葛根湯を服用して事なきを得ている。患者さんに葛根湯を処方するときにも急・慢性期を問わず利用させていただいている。

2. 香蘇散と鳩尾の圧痛

　近はストレス社会であり，漢方家にも治療を求めて来られる患者が増えている。半夏厚朴湯とともに気剤の代表のひとつである香蘇散も「四時の温疫傷寒，頭疼み寒熱往来する」ケースだけでなく，心身症的病態に単方であるいは烏薬等を加味して（正気天香湯）または合方して（加味逍遙散や四逆散等）使用される機会が多い。

　使用の腹診上のポイントのひとつに和田東郭の『蕉窓方意解』の香蘇散条の中の「鳩尾ニテキビシク痛」を参考にしてその部の圧痛を目安にして投与し著効を得ている。正気天香湯は香蘇散の生姜を乾姜に換え，烏薬を加味した方剤であるが，宗伯が「気剤の総司」というだけあって実に気の鬱滞による諸疾患にドラマチックな効果を発揮するが，これにも鳩尾の自発痛・圧痛が出ることがある。

3．治打撲一方と高木嘉子の圧痛点

　治打撲一方は外傷性疾患にしばしば使用される方剤であるが，その腹診上のポイントとして「臍右1〜2横指の部分の放散する圧痛と抵抗を目標」として投与するとよいと発表されている。

　首藤孝夫氏の追試でも「高木嘉子の腹部圧痛点を認めた患者には91.3％の高い有効率を示した」と報告され，私も確認している（『月刊漢方療法』6, 2005参照）。

　最後に附言すれば薬方を圧痛点で決定することは方便であり，基本手技の習得と『傷寒・金匱』の熟読こそが何よりも大事なことと思われる。

一味の加減

川芎

　西洋薬ではあまり味わえない醍醐味だが，漢方薬には「一味の加減」というテクニックがある。

　たとえば川芎は，中薬学では理血薬に分類され，活血行気と祛風止痛の作用がある（『中医臨床のための中薬学』，東洋学術出版社）。活血行気作用では，四物湯や柴胡疏肝散あるいは冠心Ⅱ号に含まれる生薬である。また，祛風止痛作用では，頭痛に使用される川芎茶調散にも使用されている。

　和田東郭は『蕉窓雑話』（『近世漢方医学書集成』名著出版，p.386）において，川芎は「よく肝気を疎通しゆるめるもの故，症に因て肝気の手ひどくしまりて，胸郭をべったりと塞ぎたるも，半夏厚朴湯に川芎を加え用いて具合よくすくもの也」であるから「肝気を疎する」効能によって，「頭痛にも用ゆ」と述べている。

　ここから考えると川芎茶調散の効く頭痛は，その背景因子としていろいろな肝鬱の原因となるストレスが存在するタイプと理解される。そうであるならば加味逍遙散や四逆散などに川芎を加味する手もおもしろそうだ。ただし，加味逍遙散は上昇した血気を下におろす作用があるので，諸薬を上に持ちあげる傾向があるとされる川芎は加えないのが原則のようだが，著者は1〜2ｇの加味であれば問題ないことをよく経験している。

荊芥

　　荊芥は，一般的に中薬学では辛温解表薬に分類され，著者などは荊芥連翹湯や十味敗毒湯のイメージが強く，効能として，①祛風解表，②宣毒透疹として使用していた。ところが，『勿誤薬室方函口訣』（浅田宗伯）の桃核承気湯の条をみていて「瘀血発痙は荊芥を加え血瀝痛は附子を加う」と記載されているのを発見した。本朝経験のようだが「経毎に腰腹疼痛忍ぶべからず，劇しきは譫語，人事を省みざる者」には桃核承気湯のみでよいわけだが，「草薬を以って堕胎し，毒気上攻し，心胸急迫，項背強直，牙関緊急，悪露下らず，便溺秘閉，憎寒壮熱，大渇引飲，腰腹絞痛し，甚だしければ角弓反張する者」，いわゆる破傷風と思われるものに，桃核承気湯に荊芥を加味して使用するとよいとある。「破傷風にホンマに効くんかいな」と思われるが……。

　　そこで，なぜ荊芥一味を加味するとそういう効能が出るかを『中医臨床のための中薬学』で再確認してみた。すると荊芥には，③散瘀止血，④祛風止痙の働きもあることを知った。昔は単味でも用いていたとある。もちろんあまり虚証には加味はしにくいと思われる。一味の加減のおもしろさである。ただし，基本薬の使い方を十分に知ったうえでの加味であることはいうまでもない。

桂枝

　　中薬学では桂枝と桂皮あるいは肉桂とは薬効が違うとして使い分けている。『中医臨床のための中薬学』によると「肉桂（桂

皮）と桂枝は桂樹の異なった部位であり，肉桂は幹皮で桂枝は若い細枝またはその樹皮」で，「両者ともに温営血・助気化・散寒凝の効能をもつ」のは同じだが「肉桂は辛甘・大熱で作用が強く温裏止痛に働き」，一方桂枝は「辛甘・温で作用が緩やかであり発表散寒に働く」とされている。簡単にいうと，かぜの初期や表の病態には桂枝を，内臓の冷えには肉桂（桂皮）を使用するということになる。

　しかし，日本漢方の吉益東洞は，その著『薬徴』の「桂枝」で，「衝逆を主治する」また旁ら「奔豚，頭痛，発熱，悪風，汗出身痛を治す」と述べ，品考では「李杲は気味厚薄を以って桂枝と肉桂とを分かち，遂に上行下行の説を構え。是れ憶測なり。従うべからず」と両者を区別して使い分ける必要はないと断言している。実際のところはどうであろうか。

　次の症例は桂枝の加減例である。

症例1　割れるような頭痛とめまいに桂枝加桂湯

　57歳，女性。

　近所にカラオケ屋ができて夜中じゅう騒いでいるので不眠となった。警察に届けたところ，自分で処理しろといわれたため，急にカッとして頭に血が逆流した。気分が悪くのぼせて，割れるような頭痛やめまいが出現し，逆に足は冷えるといって来院した。

　やや虚証タイプで顔は真っ赤，イライラして早口でしゃべる。脈90〜100/分，浮弱。血圧146/84mmHg。腹力やや弱く右臍傍に腹直筋攣急，左臍傍に大動脈の著明な搏動を触した。

　以上より桂枝加桂湯3日分を投与したところ，諸症状はドラ

マチックに改善した。桂枝湯の桂枝を約倍量（3両→5両）にするだけで新しい適応に変わってくる。

では，桂枝を除くとどうなるか。

症例2　頭痛・腹満・下痢に桂枝去桂加白朮茯苓湯

33歳，女性。

2〜3日前より発熱，全身の筋肉痛・頭痛あり。感冒薬（解熱剤入り）を服用するも熱は下がらず，頭痛はかえってひどくなり，腹満してやや下痢となったといって来院した。

やや虚証，脈浮やや弱，腹力中等度で心下痞を認めた。小便も出が悪い。

以上より桂枝去桂加白朮茯苓湯を処方したところ，3日分で完治した。

本方は去桂枝につき古来より論争があるが，著者は原典通りの使い方をしてしばしば著効を得ており，これはこのままでよいと考えている。桂枝の増量，去によって証が違ってくるのは漢方の妙味である。

芍薬

「立てば芍薬」といわれるように，花は清楚で上品なイメージを私は感じているが，漢方薬で使用するのは根の方である。吉益東洞は『薬徴』の品考で「その種二有り。木芍薬是れ真なり。余は之れを取る」と，また薬効は「結実して拘攣する」を主治とすると述べている。『中医臨床のための中薬学』では「《神農本草経》では赤白の区別がされておらず，宋の《図経

本草》ではじめて金芍薬（白芍）と木芍薬（赤芍）が分けられた。〈中略〉白芍は補益に，赤芍は通瀉に働く」と書かれている。ともあれ，東洞は木芍薬を勧めている。

さて，かぜの初期に使用する桂枝湯の芍薬を約倍量の5両にすると，今度は胃腸薬の桂枝加芍薬湯になるのは漢方薬の不思議なところである。鼻かぜに総合感冒薬を使い，胃薬としてブチルスコポラミン3Tを加えて使用するとき，それを6Tにしても方意は変わらないが，桂枝湯と桂枝加芍薬湯では全く違う。芍薬を倍量にして使うと，太陽病の薬が太陰病の薬になるのである。

東洞は『方極』で「桂枝湯証にして腹拘攣甚しき者を治す」と述べ，『傷寒論』では「本太陽病，医反ってこれを下し因って腹満し時に痛む者は太陰に属するなり。桂枝加芍薬湯これを主る」と記され，さらに「大いに実し痛む者は桂枝加大黄湯これを主る」ことになる。ポイントは「腹満し時に痛む」ときが桂枝加芍薬湯の適応である。

一方，体力がより虚していて痛みが持続する場合は，加膠飴の小建中湯である。『傷寒論』では「腹中急痛」「虚労」「裏急」「腹中痛み」，また東洞の『方極』では「裏急，腹皮拘急し及び急痛する者」とそのポイントをまとめている。この両方剤が特に子どもの過敏性腸症候群や再発性臍疝痛に対して特効的に効果を発揮することはよく知られている。

また，小建中湯証にして盗汗・自汗するものは加黄耆の黄耆建中湯であるし，桂枝加芍薬湯に当帰を加味すると「婦人の産後虚羸不足腹中刺痛」の当帰建中湯である。ただし，桂枝湯加桃仁地黄である桂枝桃仁湯との使い分けが大事である。浅田宗伯の『勿誤薬室方函口訣』では「経後の腹痛或は去血過多は血

虚なり。当帰建中湯に宜し。経前の腹脹疼痛は血気凝滞なり。桂枝桃仁湯に宜し」とコメントされている。桃核承気湯・桂枝茯苓丸の虚証用と考えている。また，当帰建中湯に黄耆を加味すると華岡青洲の帰耆建中湯である。これは十全大補湯との鑑別が必要になってくる。無限に広がりそうである。このあたりに漢方薬の深妙な世界を感じる。

左と右と漢方薬

右は気，左は血

　西洋医学ではどうだか知らないが，漢方医学においては同じ病態でも左に出るか右に出るかによって処方が異なることがある。

　最近は西洋医学的にはどう判断してよいか困ることを主訴として来院する患者が増えてきた。著者の現在の実力では『傷寒・金匱』の方剤だけでは対応できず，そのときに参考にしているのが江戸時代に甲賀通元が復刻した『古今方彙』である。解説書としては浅井貞庵の『方彙口訣』が有名である。筆者にとって難治性疾患の治療に際し大変参考になる。特に病名・病態別に分けて代表処方が載せられているので非常に便利である。

　それを見ていくと，江戸時代のある流派の漢方医家たちが「右は気，左は血」と考え方剤を組み，活用していったのがよくわかる。

　例えば「中風」門である。現代でいえば脳卒中である。同じ麻痺でも「右は痰，左は癰」とあり，代表方剤としての烏薬順気散は，左右どちらの麻痺にも使用できそうであるが，加減潤燥湯や加味四物湯は左半身不遂に，また加減除湿湯や加味四君子湯は右半身不遂に使用するとなっている。特に右の場合は言語障害が出ることがあり，参考になりそうである。

　ちなみに古方派は『金匱要略』中風歴節病篇の古今録験続命湯や千金三黄湯を中心に使用している。これには左右の別は述

べられていない。

　肥人の卒中予防には『宣明論』の防風通聖散に駆瘀血剤を合方して投与するのが基本と思われるし，大柴胡湯・黄連解毒湯・三黄瀉心湯なども数々使用しているが，脳卒中を起こした場合は貝母栝楼湯がよいと記されている。

　口眼喎斜は顔面神経麻痺と思われるが，復正湯・貝母栝楼湯・大三五七散・加味八仙湯（『古今方彙』の「麻木」に載せられている）がよく効いている。いずれも左右の別はないようである。

　「頭痛」門では，「左に偏する者は風と血虚に属するので当帰補血湯，右に偏する者は痰と気虚に属するので黄耆益気湯，左右ともに痛む場合は気血両虚に属するので調中益気湯がよい」となっている。私達がよく使用する半夏白朮天麻湯や川芎茶調散，呉茱萸湯また一切の頭痛を治すとされる清上蠲痛湯などは左右に関係なく使えそうである。

耳鳴りの治療に応用

　最近は頑固な耳鳴り，難聴を主訴として来院される患者が増えてきている。耳鼻科では全く治らないので漢方でなんとかならないかと期待して来られるわけであるが，柴蘇散や腎気丸が効くケースは意外と少なく，『古今方彙』の「耳病」門を繙かざるを得ない。

　最初に鑑別するのは『万病回春』の滋腎通耳湯である。筆者は蘇葉を加味して使用する。さらに陳皮・生姜・甘草・大棗を加えることもある。胃薬として，また気鬱に対して香蘇散加味の気持ちである。これで頑固な耳鳴りが軽減し，また難聴がドラマチックに改善したケースがけっこうある。

次に「忿怒して左耳聾する者には竜胆湯」，また「滋陰地黄湯（『万病回春』）は，右耳聾する者で色慾が相火を動かした場合に使用する」となっている。どういう状態かよくわからなかったが，実際の症例を経験して「なるほど」と確信した。

症例1　滋陰地黄湯加釣藤を用いた例

患者：71歳，男性。

現病歴：40歳頃より特に右の耳鳴りが出て年齢とともにひどくなった。さらに65歳を過ぎてからは頭全体がズーズー，ビービー，ザッザッと鳴り響き，集中力がなくなり好きな読書もできないといって来院した。

現症：中肉中背。血圧132／84mmHg。脈は沈弦。腹力中等度で右に胸脇苦満，臍傍より上に動悸を触れた。

治療経過：以上より肝鬱をベースにした状態と考え，柴胡加竜骨牡蛎湯合香蘇散加葛根・黄連・酸棗仁を処方した。以後，釣藤散合六味丸を約2週間ごとに変方して投与するも全く変わらないという。そこで望診での目の感じと看護師へのタッチより，年はとっていてもテストステロンはむしろ多目で，腎虚どころか腎は実なのではないかと考えた。そこで滋陰地黄湯加釣藤にしてみた。

　2週間ごとの来院で右耳鳴りは信じられないくらい改善し，「気分が落ち着き元気になった。読書も楽しめるようになった。ぜひ続けたい」という。この方の右の耳聾は，まさしく「色慾が相火を動かして」生じたものということであろうか。

症例2 滋陰地黄湯を用いた例

患者：63歳，男性。

治療経過：2年以上続く頑固な右の耳鳴りである。症例1と同じようなタイプであったので，この方には最初からこの滋陰地黄湯を投与した。3週間後，「なんとなくよい」。6週間後，「ほとんどよい。今度は腰痛を」ということで独活寄生湯を処方したところ，これもすごく改善した。

症例3 安神復元湯を用いた例

患者：65歳，女性。

現病歴：いろいろイヤなことが続き思い悩んでいたところ，半年前から両方の耳鳴りがひどくなった。睡眠不足が続くと特に悪いという。しかも「耳の中がすごく痒い」としきりに訴える。

治療経過：加味逍遙散合香蘇散加人参・酸棗仁を投与したが，うんともすんとも反応しない。

　そこで『古今方彙』である。安神復元湯に「思慮して心を煩い而して耳鳴り及び耳の内痒きを治す」とあることより「これだ」と閃いて出してみた。

　2週間後「信じられないくらいよくなった」と明るい顔で感謝された。ただし，この方剤は左右の別はなさそうである。

小柴胡湯の胸脇苦満

　さて少陽病の代表方剤である小柴胡湯の胸脇苦満は左右どちらに多く出現するのであろうか。

　これには山田業広の『椿庭夜話』に参考になる記載がある。引用すると「柴胡剤は右脇の痞に効なきにはあらざれども大方は左脇下の痞に用いて効あり」。このことは目黒道琢もその著書の『餐英館療治雑話』の小柴胡湯の口訣で「此方標的は左脇拘攣若くは凝りて按せば少し痛み往来寒熱する者ならば不有効なことは無し。所謂胸脇苦満是也」と述べている。さらに「頭痛如裂熱甚しき者」には「加石膏で効あり。是肝火上炎の頭痛なれば左脇に心を用ゆべし。熱左脇より発し頭痛左甚しくは尚更其効奇なり」と左側にポイントがあることを強調している。

　一方、稲葉克文礼の『腹証奇覧』の小柴胡湯の腹診図、解説文、また和久田寅叔虎『腹証奇覧翼』の腹診図には左が強調されてはいない。ただし『奇覧翼』では証の説明文の中に「婦人経行中に邪気を得るか或いは邪気を得て後に適々経行来れば其熱、血室に入りて胸脇満す。其の候左の脇下に得べし」とある。その理由として「婦人の血室左の小腹にあり」といっている。この血室が西洋医学的にはどこの臓器のことを指しているのか古来から議論のあるところであり、肝やら子宮やらといわれているが結論は出ていない。経絡とのからみで和久田がいっているのか著者にはよくわからない。

　現代では小柴胡湯の胸脇苦満は左もあるが、右のほうがより強く出ている印象が著者にはあるし、恩師の山田光胤先生もそうおっしゃっていた。

左の脇痛

　　四逆散やその加味方の柴胡疏肝散や解労散，あるいは延年半夏湯の証は，左の方に強い傾向にある．その場合，腹部単純X線写真等でみると大腸の脾彎曲部や胃疱にガスが貯留しており，打診すると鼓音である．そのためと筆者は考えている．

　　『古今方彙』の「脇痛」には疏肝湯は「左脇下痛み肝積は血に属す，或は怒気に因りて傷るる所，或は跌撲閃挫の致す所，或は痛みを治す」と述べられ，構成生薬をみると四逆散去甘草加当帰・桃仁・青皮・川芎・黄連・紅花となっていて柴胡疏肝散に血剤と黄連を加味した内容であり，左脇下の痛みに特に効くというのはうなずけるところである．

　　さて頑固な左脇痛を訴える人は西洋医学的には慢性膵炎等と誤診され，無効で無駄な治療をされていることがときどきある．そういったケースに打診して同部に鼓音を認めた場合，一度腹部単純X線写真を撮ってみて脾彎曲部にガスの貯留があったら，漢方薬の柴胡疏肝散・当帰湯を虚実により使い分けて投与すると，積年の痛みが短期間でドラマチックに改善することが多い．当帰湯は，虚証・寒証に使うことが多い．

症例 4　左脇痛に当帰湯を用いた例

患者：72歳，女性．

現病歴：主訴は50歳頃より出現した頑固な左脇痛である．現在まで膵管造影，CT，MRI等，何度も検査され，慢性膵炎といわれ，カモスタットメシル酸塩・ブチルスコポラミン臭化物・消化剤等を投与されるも全く効果がない．心の病かと

もとされ，SSRI・抗うつ剤・安定剤では口が乾き眠くなるだけで左脇痛は少しもよくならないといって来院した。

現症：痩せ型で脈は沈細，血圧130/74mmHg。腹力弱く臍傍〜上に腹部大動脈の拍動を触知し，左脇下に打診で鼓音を認めた。腹部は臍〜左脇にかけ冷たく感じられ，腹部単純X線写真では脾彎曲部にガスが貯留していた。

治療経過：当帰湯エキス製剤7.5g/日，分3を処方した。1週間後には痛みの程度が3分の1くらい，1カ月後には全くなくなり大変喜ばれた。

右の脇痛

『古今方彙』には，右に関しては推気散がよいとあり，「肝邪が肺に入り，右の脇痛甚だしく脹満して食せざるを治す」とある。内容は姜黄・枳殻・桂心・甘草・陳皮・半夏・生姜である。本態は肝彎曲部のガス，キライディティ症候群などと思われるが，使うチャンスは著者のところではあまりなく，七味良枳湯を処方することのほうが多い。

さて，生薬レベルでの左・右の効果の違いについて，『椿庭夜話』に戻ると，「又良姜，呉茱萸を左右の別を立てしは和田東郭に始まれり」とある。すなわち左には呉茱萸，右には良姜が効くという説である。朱丹渓の左金丸料は呉茱萸・黄連の2味からなり「肝は火実を蔵し左脇痛を作すを治す」となっているのもその説を裏付けるようではある。右の良姜については「苓桂甘棗湯は総て右脇下の痞に用いて効があり」，またそれをベースに良姜等を加味した「七味良枳湯と云う方出たり。誠に右胸下の痞を治す妙方なり」とある。これによって著者は右脇

痛に対して良枳湯を使用しているわけである。

症例 5　右脇痛に良枳湯を用いた例

患者：45歳，女性。

現病歴：10日前より食後に胃がもたれ，食欲はよいが右脇腹から背中にかけて痛む，口唇が乾くといって来院した。

現症：体格・栄養状態中等度。血圧120／76mmHg。脈沈細。舌淡紅・胖・薄白苔。腹力中等度，胸脇苦満はなし。右腹直筋が肋骨弓下から臍のあたりまで攣急していた。

治療経過：以上より良枳湯を煎じ薬で投与した。2週間後来院し，「とてもよくなった。薬はおいしい」という。胃カメラは前庭部のびらん性胃炎を認めた。検便は潜血（−），エコーは胆嚢ポリープのみ。以後2週間分継続させ，症状が全くなくなり廃薬とした。

コメント：出典は『勿誤薬室方函口訣』に『療治大槩』とあり，構成生薬は苓桂甘棗湯加半夏・良姜・枳実の7味で，「塊痛右に在る者」が適応である。

左右の脇痛

　左右ともに脇下が痛む場合には，どの方剤がよいのだろうか。筆者は柴胡疏肝散合良枳湯を処方して著効をおさめた経験があるが，『古今方彙』には柴胡芎帰湯がよいとある。内容は香附子・当帰・竜胆・木香・砂仁・甘草・柴胡・川芎・芍薬・青皮・枳殻・生姜よりなっているので，やはり四逆散の加味方である。さらに二陳湯の加味も「痰飲が両脇に走り注ぎて痛み而して声

ある者を治す」とあり，本方に枳殻・木香・砂仁・川芎・青皮・蒼朮・香附子・小茴香を加え甘草を去る内容から構成されている。この病態は胃の中に痰飲とガスが貯留したことによって起こっていると思われる。

*

最後に和田東郭の「右は良姜，左は呉茱萸」に対して，山田椿庭は実際の症例の経験より「（呉茱萸の入った）当帰四逆加呉茱萸生姜湯は左に用いて随分効あれども右の仔細に用いて効を奏することの速なるに如かず，この方の呉茱萸は……（左よりも）右に用いて反って効あり。故に左計りとは云われるなり」と結論している。確かに呉茱萸湯の効く偏頭痛は左ばかりではないので呉茱萸に関しては椿庭のいうことはうなずけるところである。ただし腹部に関しては左右の違いは参考になると筆者は今のところ考えている。

異病同治
——四逆散と桂枝茯苓丸を用いた4例

『漢方用語大辞典』(創医会学術部主編,株式会社燎原)によると,異病同治とは,「一般には異病,異証には違った治法を用いている。但し幾つかの異なった疾病にも同一性質の"証"を備えるものがあり,これに同一方法を用いて治療すること」と定義されている。

そこで具体例を提示するが,西洋医学的病名は違っても同じ腹診所見を呈し,中医学的には肝鬱(気滞)と瘀血証が共通して背景にあることより,四逆散と桂枝茯苓丸のエキス剤を合わせて処方して著効が得られた4症例である。

症例1 体幹,胸や背中の冷え

患者:73歳,女性。

現病歴:現在,他医で高血圧症にアムロジンベシル酸塩1T,骨粗鬆症にビスホスホネートとビタミンD製剤を服用中である。X−4年,特に誘因なく両胸脇から上腹部,背中にかけ帯状に冷えるようになった。「いろいろな科を回りあらゆる検査を受けたがはっきりした原因がわからず,また薬も多種類を山ほど飲まされたが全く効果がない」といって,X年11月中旬に当院を受診した。

現症:身長140cm,体重44kgと小柄である。血圧120/76mmHg。脈は沈弦。舌はやや紅舌,胖,微白苔。そして処方の決め手

となったのが腹診所見である。腹力は中等度〜強で，両側性の胸脇苦満（やや右が強い）と臍下に及ぶ腹直筋の攣急，両下腹に瘀血と思われる抵抗・圧痛を認めた。

治療経過：脈・舌所見，腹診を参考にしてエキス剤で四逆散5.0g，桂枝茯苓丸5.0gを合方して分2（朝・夕）で処方した。1週間後に来院，「体の冷えは少しよくなった」という。さらに3週間後には，冷えがほとんどなくなった。以後さらに3週間分を処方して，冷えが全くなくなったので廃薬とした。

コメント：体の冷えが主訴の場合，中医学では温経散寒薬の五積散などが，また日本漢方では六経分類の太陰病あるいは少陰病として，桂枝加朮附湯や附子湯などが候補になると思われる。しかし，本例は脈診・舌診および腹診所見より，四逆散合桂枝茯苓丸を選択して処方し，著効が得られた。

症例2　慢性膀胱炎

患者：72歳，女性。

現病歴：30代頃より膀胱炎を年に数回繰り返し，その都度，猪苓湯を服用してなんとか乗り切ってきた。ところが70歳を過ぎた頃より体が冷えたり，アルコールを摂取しすぎたりすると膀胱炎を起こし，猪苓湯の効きが悪くなってきた。特に3カ月前からは「排尿後は膀胱のあたりがヒリヒリし気持ちが悪い。また，尿意があっても力強く出ない。残尿感が強い」と言って，X年10月末に来院した。西洋医学的には，慢性膀胱炎や過活動膀胱と診断されている。

現症：身長160cm，体重55kg。血圧152/90mmHg。舌は淡紅からやや紅，胖，歯痕，白苔。脈は沈弦。下腹正中に手術痕（38

歳，子宮筋腫摘出）。腹診では腹力は中等度で，両側性の胸脇苦満，臍下に及ぶ腹直筋の攣急。右下腹に瘀血と思われる抵抗・圧痛を認めた。

治療経過：猪苓湯の効果が最近なくなってきているので，病名漢方では，竜胆瀉肝湯や五淋散あるいは清心蓮子飲などがエキス剤の鑑別にあがると思われる。しかし，私は腹診所見を重視して，四逆散と桂枝茯苓丸のエキス剤を7.5gずつ分3で処方した。2週間後に改善傾向があり，4週間後には諸症状が全くなくなり，さらに2週間分投与して廃薬とした。

コメント：膀胱炎様症状が慢性化し，従来，膀胱炎に効果があるといわれている猪苓湯や竜胆瀉肝湯・五淋散・清心蓮子飲などのエキス剤で効果がない場合は，病名漢方的な発想を換え，腹診所見など漢方医学的な診断技術に基づいて，方剤を決定しなければならないケースがあるということである。

症例3　円形脱毛症

患者：39歳，女性。

現病歴：18歳時，左卵巣嚢腫の茎捻転で緊急手術した既往がある。X－2年に検診で子宮筋腫を指摘され，漢方治療を希望して来院。桂枝茯苓丸加薏苡仁・鼈甲・大黄の煎じ薬でフォローアップ中のX年11月21日，「いろいろなストレスが重なり，イライラが続いた。今朝，後頭部の円形脱毛に気づいた」といって訪れた。

現症：身長163cm，体重67kg。血圧120／70mmHg。望診で後頭部に円形脱毛を認めた（**写真1**）。脈は沈弦。舌はやや紅舌，胖，舌尖に紅紫点，白苔，舌下静脈の怒張あり。腹診では以

前より認められた両下腹の瘀血と思われる抵抗・圧痛に加え，今回は両側性の胸脇苦満と臍下に及ぶ腹直筋の攣急を認めた。

治療経過：以上より，従来から処方していた桂枝茯苓丸加薏苡仁・鼈甲・大黄に加え，四逆散加牡蛎を合方して投与した。6週間後に来院，この漢方薬を服用後，気分がすごく楽になり，円形脱毛症はみるみるうちに回復したとのこと（**写真2**）。「これを服用すると，心身の調子がとてもよい」というので，現在も続けている。

コメント：男性もそうだが，特に女性の円形脱毛症は漢方が大変よく効く領域である。背景に中医学的な肝鬱や気滞，瘀血が存在する場合には，虚実によって大柴胡湯に桃核承気湯や大黄牡丹皮湯や通導散などを合方したり，柴胡加竜骨牡蛎湯または四逆散に桂枝茯苓丸を合方したり，加味逍遙散と桂枝加竜骨牡蛎湯を合方したりするなど，使い分けをしている。特に竜骨・牡蛎を加味するのがポイントである。

写真1
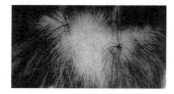

写真2
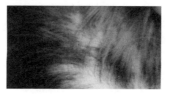

症例4　非定型歯痛

患者：44歳，男性。

現病歴：もともと若い頃より片頭痛の持病があった。X−1年12月下旬，赤ワインを飲んだ夜に激しい頭痛に襲われ，翌朝

は左奥歯が痛み，引き続き左目の奥，左耳の奥がズキズキ痛んだ。さまざまな診療科を受診し，三叉神経痛といわれて処方されたカルバマゼピンは全く効果なく，その後処方されたアミトリプチリン塩酸塩・クロナゼパム・ゾルミトリプタンも痛みをほんのわずか軽減させる程度で，痛みはほぼ一日中続き，睡眠も障害された。仕事も続けづらくなったといって，X年3月23日，当院を受診した。

現症：身長150cm，体重52kg。小柄である。血圧116/78mmHg。望診ではときどき痛みのため，顔を苦悶状にゆがめる。舌はやや紅舌・胖・歯痕・微白苔。脈は沈弦。腹診は腹力中等度で，両側性の胸脇苦満・腹直筋攣急。右下腹に瘀血と思われる抵抗・圧痛。

治療経過：以上より腹診を参考に，四逆散と桂枝茯苓丸のエキス剤を7.5gずつ分3で，また便秘があったので通導散のエキス剤2.5gを就寝前に投与した。以後，諸症状はみるみるうちになくなり，3カ月後に廃薬とした。

コメント：病名漢方の場合，本例にはどのような方剤を投与するのだろうか。

同病異治

花粉症

　1月はインフルエンザの患者が多く，それがやっと下火になったかと思うと，2月に入ると花粉症の方がどっと増えてくる。そんな折，見るからに虚証で冷え症もありそうな女性が来院された。「長年アレルギー性鼻炎で苦しんでいるが，西洋薬は飲むと眠くなるし口は乾くし，胃も悪くなるし，私には合わない。いろいろと調べたところ小青竜湯がよいと思うので，それを出してほしい」といわれる。漢方は必ずしも病名で方剤を決めるものではなく，随証治療であると説明して診療した。痩せ型で顔は青白く手足は冷え，脈は沈細。血圧102／70mmHg。腹力弱く振水音を認めた。処方は苓甘姜味辛夏仁湯加附子とした。1週間後に来院してドラマチックに効いたとのこと。病名がなんであれ漢方薬は証が合えばその効果は素晴らしいものである。

　しかし，江戸時代ではないし保険診療をしている西洋医の場合，漢方を使用する際に病名診断に基づいて処方を決定する方が楽なケースもけっこうある。アレルギー性鼻炎や鼻水クシャミ型の喘息には小青竜湯がよいとかである。

　しかしながら漢方専門の立場から言わせてもらうと，アレルギー性鼻炎はすべてのケースが小青竜湯だけでコントロールできるわけではないし，また小青竜湯はアレルギー性鼻炎や鼻水クシャミ型の喘息のみに使用される方剤でもない。

九州は大分在住の著者の医院では，過去20年のスギ花粉症に漢方治療を主とし著効を得た症例のなかで小青竜湯証であったのは約60％であった。他の処方の内訳は越婢加朮湯5％，葛根湯・葛根湯加川芎辛夷・葛根加朮附湯群が20％，麻黄附子細辛湯や苓甘姜味辛夏仁湯群が20％である。特に裏寒の強いケースには附子を加味したり，真武湯をベースにいくケースも数％みられた。また，秋のスギ花粉症では麦門冬湯や六味丸，女性には滋陰至宝湯を使う場合もある。これは加味逍遙散タイプの場合などである。日本列島は北から南までけっこう長いので，地域により処方の内容は当然違うものと思われる。

小青竜湯の適応をみると，『傷寒論』的使用法以外に『金匱要略』の痰飲欬嗽病脈証併治篇に，「病溢飲者当発其汗」「逆倚息。不得臥」，婦人雑病篇に「婦人吐涎沫」等のケースにも使用される大変応用範囲の広い方剤である。現代の漢方診療に際しては西洋医学的病名は当然参考として，さらにそれに漢方医学的診断を併せて行い処方を決定すべきと考えている。

熱症状──虚熱に気を配る

われわれは熱症状（例えば赤ら顔でのぼせてほてる，手足が煩熱して冬でも布団から出していたい，イライラして興奮しやすい等）を訴える患者さんにはつい陽証用の清熱剤（黄連解毒湯・三黄瀉心湯・石膏剤等）を投与したくなる。これは若い人にはあまり問題はないが，高齢者には注意が必要である。なぜなら，高齢者は陰分（血・津液・腎精）が欠乏していて，その結果，虚熱症状として熱症状を呈していることがあるからである。その場合は六味丸料や四物湯あるいは生脈散をベースに

清熱剤を少量かぶせて投与すると，副作用もなく諸症状がそれこそドラマチックに改善することを数々経験している。

さて，和田東郭は後世派医学を戸田旭山に，古方派を晩年の吉益東洞に師事した江戸中期から後半に京都で活躍した漢方の名医であるが，著書の『蕉窓雑話』の二編の冒頭に，「ひでり平日久くつづくにより諸人肝胆の気鬱して肝疾を患ること海内一般也」と，その当時も現代と同じくストレス性疾患による情動性疾患が多くなったことを述べている。さらにこのような「肝経の疾に三種あり」と，単一の原因ではないとして「思慮多く，決せず肝気抑鬱して成」立するものだけでなく「腎元き損するに付て肝火聳動するものあり」と，筆者が先ほど述べた腎精が虚すことによって相対的に肝気が亢ぶる例のあることを説いている。そして第3のケースが「先天より受け来る処の肝毒に因って成るものである」。

人生はなかなか思い通りにならぬもので，脾や腎の虚している人に「或は高遠なることを望みて心に叶うことを得ず，或は思慮多端にして決断を失し，或は初めには富貴なりしが後貧賤になり又は諸々の不幸なることに遇て失意するなどのことにて，肝気日々に屈曲して舒暢すること能わずして」，だんだんと「ムシャクシャと物案しすること多くなりて」肝鬱状態になることが多いわけである。特に「腎元手うすき」人は「左のみ失意抑うつのこともなきに」「肝気の聳動する」場合は「命門の火亢る」によって生ずると明解に説いている。中医学でいう「肝腎陰虚による肝陽上亢」のことを述べている。

日本漢方を専門に勉強している人間にとっても，ある程度の「五臓六腑論」の知識が必要であることを東郭は指摘しているわけだが，このあたりを師の東洞に質問したらどのような返事が返ってくるのだろうか。

裏寒の治療

　漢方を専門に開業していると，西洋医学の専門科別でいうと，それこそ全科にわたる症状や疾患の方たちが来院してくる。その中には，西洋医学だけの先生はいったいどのように考え，あるいは診断し，どんな治療を施すのだろうかという症例がけっこうある。しかし，そのような例でも，漢方医学で十分対応できることが意外と多いのである。
　ここではそのようなケースを報告する。

症例1　下腹から股関節がほてる

患者：74歳，女性。

主訴：この2カ月間，下腹から股関節にかけてカッカとほてって熱くなる。

現病歴①：X年6月より咳を伴う感冒を繰り返し，漢方治療を希望して2,3回来院。治療により症状は軽減していたが，9月末に胃潰瘍で近所の医院に入院後，咳が頻発し持続するとのことで，3カ月ぶりとなる11月11日に再来院。胸部X線写真で右上肺に肺炎様陰影を認めたので，大きな病院の呼吸器科を紹介した。そこで非結核性抗酸菌症と診断され，フォローアップされてきた。以降，当院でときどき感冒様症状に対し随証治療をしていた。

現病歴②：X＋7年11月10日，「この2カ月間，下腹から股関

節にかけてカッカとほてって熱くなり，朝はふらつく。大便がスキッと出ない」といって来院した。

現症：身長137.2cm，体重36.9kg。体温36.5度。血圧124/80mmHg。脈は沈細。舌はやや紅舌，胖，微白乾苔。手指の冷えはなし。腹診では腹力弱，心下痞鞕，臍のあたりの腹直筋の攣急，下腹の打診による鼓音，少腹不仁を認めた。

治療経過：もともと冷え症で虚証であることと，腹診で特に心下を重按すると冷えがあったことから，今の病態を真寒仮熱と考え，真武湯のエキス剤7.5gにコウジン末1.5gを加味し分3で処方した。

　　2週間後に来院。服用後，症状がみるみるよくなり，すごく調子がよいという。ところが，2〜3日前より背中がゾクゾクするといい，脈は浮弱であったので，桂枝湯のエキス剤を処方した。その日のうちにそれもよくなったとのこと。

コメント：真寒仮熱の病態に対して，西洋医学ではどう診断し，どう対応するのだろうか。

　寒が裏にある場合，さまざまな標証が現れることがある。その標の症状に惑わされずに治療することが根治療法になることは誰もがわかっていることではあるが，それを診断することは意外と難しい。

症例2

心下の刺すような痛み

患者：37歳，女性。

主訴：心下から胸の真ん中にかけての突き刺すような痛み。

現病歴①：X−1年1月，ぎっくり腰で来院した。そのときは，『万病回春』腰痛門にある，「調栄活絡湯。力を失して腰閃し，

或は跌撲瘀血凝滞し，及び大便不通，而して腰痛する者を治す」という記述に従って，調栄活絡湯の煎じ薬を1週間分処方し，改善した。

　以降は，3カ月に1回ぐらいのペースで，ときどきひどくなる腰痛症の漢方治療のために来院していた。

現病歴②：X年12月3日，早朝4時頃に突然，心下から胸の真ん中，心臓のあたりを槍で突かれたような痛みが周期的に起こるようになり，朝一番で来院した。

現症：身長159cm，体重65kg。体温36.5度。血圧114/70mmHg。ポチャッとした肥満。脈は沈弦細。舌は偏淡・胖・微白苔。問題は腹診で，カエル腹様で腹力はやや弱であったが，心下痞鞕があり同部を按じると冷たく，またその真後ろの腰背部に手のひら大の冷えを認めた。

治療経過：さっそく心電図をとったが異常がなかったので，虚血性心疾患はなさそうだと判断した。そこで『金匱要略』の胸痺心痛短気病篇の「胸痺心中痞し，留気結んで胸にあり，脇下より心を逆槍するは枳実薤白桂枝湯之を主る。人参湯も亦之を主る」を参考にして心下痞鞕と心下の前後の冷えより人参湯加附子をエキス剤で処方した。

　X+1年3月に久しぶりに来院した。結果を問うと「服用1服で症状が軽減し，2服で全く痛まなくなった」という。

　今回は，毎日果物を食べていて，さらに前日の夜にアイスクリームを食べたところ，また夜中に心下から胸に突き上げる痛みが現れたという。腹診で心下痞鞕があり，同部とその真後ろの腰が冷えていたので，同方を処方したところ，3日後にドラマチックに効いたとの報告があった。

コメント：裏寒の典型例である。もともと脾胃虚が背景にある

冷え症の人が，冷飲して発症することが多い。アイスコーヒーやアイスクリーム，かき氷などは暑い夏に摂りたくなるが，体を冷やす作用がある。それらは柿・梨・メロンなどの果物とともに，避けた方が無難である。

症例 3　胃痛・食欲不振・便秘・頻尿

患者：44歳，女性。

主訴：胃痛・食欲不振・便秘・頻尿。

現病歴：来院20日前に結婚した。その後，夫の都合で生活のリズムが夜型に変わり，遅い時間に夕食を摂るようになったところ，胃のあたりが冷たく感じるようになり，食欲が落ち，便秘がちとなり，さらには口が乾くようになった。頻尿で，しかも1回の尿量が多いといって，12月4日に来院した。

現症：身長155cm，体重59kg。血圧132／84mmHg。脈は沈細。舌は淡紅，胖，微白苔。腹診ではカエル腹様で腹力はやや弱，はっきりした心下痞鞕があり，按じると冷たく感じられた。

治療経過：胃寒とみて人参湯エキス剤7.5gを分3とし，便秘に対しては桂枝加芍薬湯合大建中湯を，エキス剤でそれぞれ2.5gを就寝前に投与した。

　2週間後に来院。「胃はまだ少し調子が悪い。大便は出だしたが頻尿と尿量の多さは変わらない。口乾もある」と言う。そこで，裏寒の解消には人参湯のみではパワー不足と判断し，ブシ末1.5gを加味した。

　3週間後に来院した。「人参湯加附子で体が温まり胃の調子がすごくよくなって，食欲も出て食べるのが楽しくなった。頻尿もなくなった。厳冬なのに手足の冷えを感じなくなった」

という。腹診では心下痞鞕と心下の冷えもなくなっていた。

　その後は同方を継続服用していたが，X＋1年3月15日，月経中であるが，背中がゾクゾク寒くなり，鼻水が出て，頭が痛いといって来院した。月経中の感冒様症状なので『傷寒論』的には小柴胡湯の鑑別になるが，少し自汗があり，脈は浮弱で背中の悪風・鼻鳴・頭痛があることから桂枝湯のエキス剤を投与した。

　4日後に来院し，かえって症状が悪くなり，喘鳴が出たという。やはりここは柴胡剤の証であったかと反省して，柴朴湯のエキス剤を処方。4日後にはスカッとよくなったとのこと。

コメント：漢方のよいところは，水滞・瘀血・冷えなどに対して，西洋医学にはない治療手段（鍼や灸を含めて）が用意されているところにある。特に従来の西洋医学の治療でうまくいかない場合は，漢方医学的な考えからアプローチすると，意外とよい結果が得られることがある。

併病について

原南陽の「奇験」

　最初に先人の症例を紹介する。

　原南陽の『叢桂亭医事小言』(名著出版，214〜219頁) の「傷寒」から原文を引用するつもりであったが，煩わしいので松田邦夫先生の解説の部分を用いさせていただいた。

　傷寒の項で，「病人を自分の誤診，誤治で死なせたことを深く反省した」症例をあげ，例えば「一富商の妻が疫を患い，様々に手を尽くしたが，ついに手を束ねて逃れ帰り，その夜半に死んだ。又一士人の室の疫も同様であった。『この2人を殺して云訳もなく困り果て朝夕の食も進まず』一日閉じこもって」とある。ここからが原南陽の偉いところで，なぜそういう結果になったのか解明しようとして「たまたま書を読むうちに『よくよく考えれば皆陽証に似て陰証もあり』ということに気付いた」という。さすがというべきか。

　さらに「『折柄一士人の室疫を患う。煩燥純熱煩渇，十分承気湯証』と思われたが『枕元に暫く坐して看るに，少し手を出すと思えば直ちに夜着の中へ引込む所悪風するに似たり。よって足指を見れば少し冷えるに似たり』そこで柴胡湯に茯苓四逆湯を合方して与えたところ，さしもの危証がめきめき回復し，ついに半月後に回復した」と述べている。

　私の意見として，本例が真寒仮熱の状態であるならば，茯苓

四逆湯だけでよかったのではないかと思われるが，疫が本態であるので少陽との併病と判断したのではないだろうか。

ここで，南陽の言いたいことは「承気」の証「ならんと思いて疑わしき時に附子の証を尋ね用ゆるに異験あり」ということであり，大変ためになるコメントをしてくれている。

しからば一見，陽証と思われるときに，どういう所見・症状がある場合を附子証と疑えばよいのだろうか。

症例のポイントを引用すると「疫を患い」その症状は「両耳聾・煩燥・純熱渇すること甚だしく」とあるので少陽〜陽明証のようにみえるし，さらに「舌上黄苔にして……乾燥して……言語分からず妄語」し「前板歯に垢つき乾着して反りかえって黒い」ので，たしかに承気湯を処方したくなるが，一方で「熱飲を好む」「脈は細数にして力なく」「大便は二日に一度で滑便」「枕元に暫く坐して看るに少し手を出すと思えば直ちに夜着の中へ引込む所悪風するに似たり」「足指を見れば少し冷えるに似たり」などの症状は陽病ではみられない特徴である。

そこで，藤平健先生流にいうと，少陽病と少陰〜厥陰の併病と診たのだろうか。結果として，柴胡湯に茯苓四逆湯を合方して投与したところ，著効を得たということである。

この経験をきっかけに南陽は「附子に癖つきて色々の方を用い」たそうだが，結局この「柴胡合茯苓四逆湯の験に劣った」と述べている。これから先がまた南陽の偉いところであるが，「門下の人にも悉く之を教えて各奇験を取る。或は疫を治して困りたる時は，即此方の症と云に至る」「近頃柴胡四逆湯と名づけて常用の法とし」，さらに適応を拡げて「老瘧或は久痢にも用いて奇験を得た」とある。

藤平健先生の併病理論

『傷寒論』に併病や合病のことが書かれているが，具体的にどういうことなのか過去の偉い先生方がさまざまな説を述べられている。しかし，私は藤平健先生の解説が一番妥当だと思っている。詳しくはご著書の『漢方臨床ノート 論考篇』(創元社)に「併病と合病との相違について」の記載がある。その内容は以下の通りである。

「合病とはあくまでも一薬方が主役を演じている状態であるが，たまたま勢い余って他病位にまで一部の症状が波及するか，または病勢の進行があまりに早いために，通過した他病位になお一部の症状を残すことがある，といった病態で，その治方は一薬方のみで足りる。これに対し，併病とは，要するに2つの薬方証が併存していることである。そして，ただ併存するだけではなく，その2つの薬方証が何らかのかたちで相関連し合っている状態である。その治療は先表後裏，先外後内，先急後緩，合方などの一定の法則に従って行うことになる」

大変わかりやすいというか納得しやすい説明ではなかろうか。それらの理解の背景にあるのが表裏内外の概念の定義づけである。同書の「表裏と内外について」に詳説されているので参照していただきたい。そこで併病の症例を報告する。

症例1 腹満・下腹部痛・便秘に解急蜀椒湯と烏苓通気湯を用いた例

患者：51歳，女性。
主訴：少しでも食べると生じる腹満と絞るような下腹部痛。頑

固な便秘。

既往歴：26歳時，帝王切開。

現病歴：X－10年より家庭内が忙しくなり，また外出する機会も多く暑い中での作業等もあって食欲が低下，少し食べても腹満がひどくなり特に下腹が絞るように痛くなり，どんどん痩せていった。その間，さまざまなところでそれこそ山ほど検査を受け，多くの薬を処方されたが全く効果がなく，やや抑うつ気分になっていた。西洋医学の治療に絶望していたところ，知人に勧められ漢方に期待してX年6月，当院を受診した。

現症：身長152cm，体重38kg。血圧104/78mmHg。顔色は青白く皮膚は萎黄気味で眼に力がない。いかにも辛そうである。脈は沈細。舌は偏淡・微胖・微白苔。腹力は弱く，臍を中心に少し膨満し，下腹に圧痛を認めた。

治療経過：寒疝と考えた。そこで烏苓通気湯の適応かと迷ったが結局，解急蜀椒湯（蜀椒2g，甘草・炮附子各1.5g，乾姜・人参・大棗各3g，半夏5g，粳米8g，膠飴10g）を煎じ薬で処方した。1週間後に来院し，「下腹の痛みは不思議なくらいなくなった。腹満は残る」とのこと。

　さらに2週間後には「下腹の痛みは全くない。酸化マグネシウムを服用しなくても大便は出るようになった。食後の腹痛もない。ただし上腹部から臍のあたりの腹満が取れない」というので，前方に木香1.5gを加味した。しかし「少しはよいが，いまひとつ」という。さらに檳榔子1.5gを追加したところ，夏の暑さでバテたこともあり，便通の異常が生じ下腹の不快感が再び生じるようになった。そこで烏苓通気湯と解急蜀椒湯をそれぞれ隔日で服用させることにした。

以降，経過はすこぶる順調で腹の症状は全くなくなり，スタミナがつき外出も旅行も快適にできるようになり現在に至っている。

コメント：烏苓通気散（湯）は『万病回春』の「癩疝」に出ている処方で「一切の疝気を治す。遠近寒熱風湿寒気を問うことなし」とその適応が述べられている。構成生薬は烏薬・当帰・芍薬・香附子・山楂子・陳皮・茯苓・白朮・檳榔子・玄胡・沢瀉・木香・生姜・甘草からなり，浅田宗伯は「此の方は後世，疝の套剤とすれども，疎気利水が主意にて寒疝諸症，温散和中の薬効なき者に用いて通気の験著し」と述べている（『勿誤薬室方函口訣』）。すなわち『金匱要略』の「腹満・寒疝・宿食病」篇に載っている方剤で効果のない場合に，二の手，三の手として選択する方剤である。

今回，私が本症例に対して解急蜀椒湯と烏苓通気湯を隔日投与で使用したのは，2剤の証を持った併病と考えたからである。後日，烏苓通気湯のみ続けてもらったところ，効果は2剤の隔日投与よりは劣っていたので，やはり併病とあらためて確信した。

烏苓通気湯については稲本善人氏が『各科の西洋医学的難治例に対する漢方治療の試み』（織部和宏編著，たにぐち書店，p.181〜189）で詳説しているので参照していただきたい。

私は試していないが，本例に対して2剤を合方して投与したら結果はどうなったのだろうか。『傷寒論』の方剤では，柴胡桂枝湯などがそういった併病の例に使用されている。

症例2 めまい・ふらつきに烏薬順気散と変製心気飲を用いた例

患者：75歳，女性。

主訴：めまい・ふらつき。

既往歴：56歳時，肺がんで右肺の一部を切除。

現病歴：X－3年3月末，左眼の網膜剝離の手術をした。退院した翌日，右耳痛，続いて激しい右側の片頭痛があり，さらに5月には右側の顔面神経麻痺となり，大病院の神経内科を受診。そこでヘルペス性と診断され，2カ月間入院した。麻痺は治ったものの，下肢の筋力低下がひどく歩行困難となり，近所の病院でリハビリテーションを9カ月間受けたが，歩行時のふらつき・立ちくらみ・右の耳鳴り・難聴が生じた。耳鼻科の治療では改善傾向がなく，漢方治療を希望してX年9月に当院を受診した。

現症：身長152.7cm，体重57.0kg。血圧130／80mmHg。脈は沈弦。右側胸に手術痕。舌は淡紅・胖・微白苔。腹力中等度で，心下痞鞕と少腹不仁・臍上悸を認めた。

治療経過：本症例は『金匱要略』をもとに考えると，「中風」の一種と思われたが，そこに紹介されているどの方剤にもピッタリとは当てはまらないので，最終的に烏薬順気散を煎じ薬で処方した。烏薬順気散は『和剤局方』巻の一，諸風附脚気に載っている処方である。条文の「(前略) 頭目旋眩 (中略)，脚気，歩履難く脚膝軟弱し (後略)」を参考にして使用した。

結果は抜群で，服用後2週間で，ひどいめまいは一度しか

なかった。スムーズに歩き出すことができるようになったという。以降，めまいやふらつきの方は順調であった。

しかし，X＋2年，県外に1週間旅行に行ったところ，長時間歩いたせいもあるが胸がキューッと痛み，少し動いても息が上がるという。胸部X線写真や心電図では心不全や虚血性変化を認めなかったので，煎じで変製心気飲を処方し，烏薬順気湯は中止した。

2週間後に「胸の痛みと息が上がるのはだいぶよい」というのでしばらく継続服用させていた。ところが，X＋4年1月に転んで右顔面を打撲し，また，めまい・ふらつき・足の萎えた感じが再発したという。そこで併病と考え，3月X日より2剤を隔日投与したところ，すべて改善した。

コメント：さて変製心気飲は，本朝経験方であるが，先出の書で浅田宗伯は，「此の方は『宝慶集』分心気飲の変製なれども（中略）水鬱というが此の方の目的にて（後略）」と述べている。これが変製心気飲を使用する上で参考になる。私は防已黄耆湯や五苓散を投与したくなるタイプの心不全のような症状に使用して数々著効している。「水鬱」がポイントである。

＊

以上の2例は併病の代表例としては若干わかりにくいかもしれないが，ご容赦いただきたい。

なお，隔日投与とは2剤を重ならないように1日おきに服用するということである。例えば，A剤を奇数日，B剤を偶数日に服用するということである。

「表の証」と「裏の証」

浅田宗伯の「裏の証」

　　方剤には表の証だけでなく，裏の証もある。

　　表の証は，例えば尾台榕堂の『類聚方広義』では，方剤解説の最初に出ている吉益東洞の『方極』の内容である（『類聚方広義 解説』藤平健 主講，創元社）。桂枝湯を例にとると「上衝し頭痛し発熱し汗出で悪風し腹拘攣する者を治す」のが表の証である。この本の頭註や『井観医言』を見る限りでは，榕堂は各種の方剤を表の証にしか使っていないようである。

　　一方，浅田宗伯はどの方剤をとってみても実に活用範囲が広い。裏の証を知り尽くしていたように思える。

　　そこで，裏の証とは何かというと表の証からは想像もできないような方剤の応用的な使い方，適用ということである。

　　宗伯の裏の証における治療について，『勿誤薬室方函口訣』よりいくつか引用する。

　　当帰芍薬散（料）はエキス製剤にあるので使用する機会が多い処方であるが，『金匱要略』の原文では「婦人懐妊，腹中疠痛する」「婦人，腹中諸疾痛する」ときに用いるよう指示されている。これだと腹の痛みだけが適応症状のように思われるが，宗伯の同書にはそれ以外に「『三因方』に云う（略），及び産後の血暈，（略），久痢を治す。（略）目を明らかに（略）」などと述べられている。その中でも特に参考になるのは「子嗽なる者

は，（略）。当帰芍薬散に宜し（先哲医話，台州）」である。これを参考にして，妊娠中の激しい咳によく使用される麦門冬湯が効かないケースに処方して著効を得たことが数々ある。もっともこの方剤中の当帰は『神農本草経』には「治咳逆上気」とあり，咳止め薬として有名な蘇子降気湯や百合固金湯，エキス製剤にある清肺湯にも含まれているので，当帰芍薬散が子嗽に効くのは納得いくところである。

加味帰脾湯の「裏の証」

　ストレス社会のためか最近は心を病む人が増えてきた。そのせいか当院では帰脾湯を使う機会が増えてきた。加味帰脾湯とともに医療用エキス製剤にあるので便利である。

　原典は宋の厳用和撰の『厳氏済生方』であるが，『万病回春解説』（松田邦夫，創元社）の「健忘」に「帰脾湯，脾経，血を失し，寐いねること少なく，発熱，盗汗し，或いは思慮，脾を傷り，血を摂むこと能わず，以て妄行を致し，或いは健忘，怔忡，驚悸して寐ず，或いは心脾，傷痛し，臥すことを嗜み，食少なく，或いは憂思，脾を傷り（略）」が表の証といえる適応症状である。

　では裏の証はどのようなものかというと，松田先生の同書の「婦人諸病」にある「婦人，素より鬱悶し，陰内・痛み・痒く，時ならずして水を出だし，飲食思うこと少なく肢体倦怠す。帰脾湯を用いて牡丹皮，山梔，芍薬，柴胡，生甘草を加え，之を主りて安し」が参考になる。

症例1 陰部の痛みと痒み

患者：60歳，女性。
主訴：陰部・肛門周囲のヒリヒリ感。
既往歴：20歳時，虫垂切除術。過去3回大腸ポリープの摘除術（内視鏡下）。
現病歴：X－1年11月，これといった誘因なく両側外耳道内の痒みが生じたが放置していた。

　同年12月，急に陰部が痒くなり数日たっても全く改善しないため近所の婦人科を受診したが細菌や真菌の類は証明されず，投与された内服薬も塗布薬も全く効果がなかった。X年2月，近所の皮膚科を訪ね，さまざまな治療を受けたがかえって痛みと痒みが広がり知人に勧められ6月に当院を受診した。
現症：身長157cm，体重58kg。血圧146/92mmHg。顔貌はやや苦悶状。舌は淡紅，胖，歯痕，微白滑苔。脈は沈細。手掌に発汗。腹力はやや弱で，右に軽度の胸脇苦満，心下痞鞕，臍傍〜上衝，右下腹に瘀血と思われる圧痛を認めた。
治療経過：性格や腹証等は加味逍遙散証のように思われた。なぜなら『万病回春』の婦人虚労門にその適応として「（略）或いは小腹重墜し，水道渋痛，或いは腫痛して（略）」とあるからである。しかしながら，局所の症状があまりにしつこく経過も長いので，そのあたりに特異的に効く方剤として竜胆瀉肝湯を夕食後に，また乾燥もあると考え温経湯を朝食前に，さらに明らかな痔も便秘もないが肛門周辺の炎症を取る目的で乙字湯を就寝前にそれぞれエキス製剤で処方した。

　2週間後，不思議なことに耳穴内の痒みはなくなったが，

陰部の症状は全く変わらないという。やはり加味逍遙散証が背景にあると判断し投与したが少しはよいようだという。

そこで以前，帰脾湯（加味帰脾湯も含めて）を勉強していたときに香月牛山の『牛山方考』の「帰脾湯」のコメントに「婦人姑に気に入られず男に寵せられず思念を遂げず嫉妬して腹たつる類の者は脾心の二臓虚鬱して（略），陰部或いは痒く或いは熱し或いは臭蝕し或いは腫痛し（略）」「婦人一切陰門の病に用いて験を取ること神の如し（略）」とあったことを思い出した。特に柴胡・山梔子，場合によっては牡丹皮を加味するとその効果がさらにパワーアップすることもある。そこで初診から1カ月後の7月に加味帰脾湯のエキス製剤のみを7.5g/日分3で処方した。

2週間後に来院。効果はドラマチックであり，局所の不快症状は初診時の3割くらいになり，以降日を追うごとに消失していった。

コメント：加味帰脾湯の効果には正直いってびっくりした。私は以前50歳くらいの不感症の女性に温経湯を出したところ著効し，夫婦ともどもから大変感謝されたことがある。これは唇口が乾燥していれば，下腹が冷えてはいても陰門も乾いている可能性が推定されたためである。

また，矢数道明先生が『漢方と漢薬』(6巻10号) で発表された「口乾，陰門が熱く感じるのは四肢煩熱の1つとみて温経湯がよく効いた」症例を参考としたわけである。

温経湯のこの方面の応用については，ある程度は想像がつくが（加味）帰脾湯は知っていないと思いつかない方剤である。

「裏の証」の治験例

日常の漢方治療においては『傷寒・金匱』の方剤の主証をしっ

かりマスターして活用することが中心となるのは論ずるまでもないことであるが，ときにそれだけではうまくいかない症例に遭遇することがある。もちろん私の力不足が背景にあるが，それはともかくとして，そんな場合は広く過去の治験例を渉猟して知恵を深めておくと将来必ず役に立つことがある。

思いつくままにいくつか紹介する。

・乙字湯

三潴忠道先生に「口唇の炎症にも効く」と教えていただき，さっそく応用したがたしかにその通りであった。また口唇ヘルペスにもよい。

・安中散

例えば，製薬会社の添付文書には下腹部痛の適応についての記載はないが，『和剤局方』には胃薬としての使用に加えて「又婦人血気刺痛し小腹より腰に連なりて，攻疰重痛するを治す」とあり，当帰建中湯で効果のない婦人の下腹部痛に用いて数々効を得ることがある。

・八味地黄丸（料）

高齢者で従来の咳止め薬が効かない場合に腎性と考えて投与すると，ときに著効を得ることがある。

・五苓散

宗伯は「又疝にて烏頭桂枝湯や当帰四逆湯を用いていっこうに腰伸びず諸薬効なきに五苓散加茴香にて妙に効あり」と述べている（『勿誤薬室方函口訣』）。加茴香はエキス製剤なら安中散を合方するとよいが，たしかに何を使っても改善しない腰痛に効くことがあり，これも知っておくと便利である。

西洋薬にも証がある

　漢方薬に証があるのは当然のこととして，西洋薬にも証がある。特に寒熱・虚実，そして燥湿からみた場合の適応について，いくつか症例をあげて紹介する。ただし，昔からあちこちで発表したり文章にしたりしているので，またかと思われる方もおられると思うがご容赦願いたい。

降圧薬による顔面紅潮

　顔面の紅潮を主訴として来院する患者さんはけっこう多い。原因はさまざまであり，鑑別として『症状による中医診断と治療』（中医研究院 趙金鐸 主編・神戸中医学研究会 編訳，燎原書店）の69面色紅（顔面紅潮）の「弁証分型」に1．外感風熱，2．陽明熱盛，3．熱入営血，4．陰虚内熱，5．虚陽浮越があげられている。

　これらは，いずれも西洋薬を全く服用していないことが前提であろうが，日本では薬の副作用のひとつとして，顔面紅潮をきたす場合が多いことを忘れてはならない。

症例1　顔のほてり・のぼせ

患者：80歳，女性。
主訴：顔がときどき真っ赤になりほてる。

現病歴：他院で10年以上降圧薬を服用している。当院には「顔がほてる。のぼせる。周囲の人に顔が赤くなっているといわれる。漢方で何とかならないか」といって来院した。

現症：身長152cm，体重62kg，血圧144/80mmHg。脈は沈弦。腹力中等度。舌はやや紅舌・胖・微白苔。顔は赤くほてっており，のぼせている。

治療経過：降圧薬は血管拡張作用の強いカルシウム拮抗薬のニソルジピンであった。これを中止するのが一番であるが，いろいろな事情でどうしても止めたくないというので，黄連解毒湯7.5g/日分3を兼用した。その後は上記の症状は改善し，さらには胸のモヤモヤした不安感もなくなり，よく眠れるようになったとの報告があった。

コメント：この方は元来が暑がりの実証タイプであった。中医学的には肝腎陰虚による肝陽上亢と弁証されると思われる。こういうタイプの人に血管拡張作用のあるカルシウム拮抗薬やαブロッカーあるいはリマプロストアルファデクスに代表されるプロスタグランジン製剤を投与した場合にしばしば認められる副作用のひとつが顔面紅潮である。

　中止して逆の作用機序であるβブロッカーなどを使用すべきであるが，中止できない場合は，便秘傾向があれば三黄瀉心湯，なければ黄連解毒湯を併用するとよい。ただし中高年の女性で血の道が背景にある場合は，女神散や加味逍遙散が適応となる。また，男性の場合は肝腎陰虚によることがあり，六味丸を併用するとさらに効果的である。

寒証の降圧療法

次は寒証を背景に持つケースの降圧療法についてである。

西洋薬による治療しかしていない先生方にぜひ知ってほしいのは，病名は同じでも背景にある体質が暑がりの人と寒がりの人とでは薬の効果はともかくとして，副作用の出方が全く違うことがあるということである。

例えば，頭痛の治療を目的に投与される非ステロイド性抗炎症薬やプレガバリンやトラマドール・アセトアミノフェン配合剤などは，漢方医学的にみた場合の冷え症や虚証タイプの人には効果はあったとしてもさまざまな有害事象が生じて継続服用ができないことが少なくない。

症例2　冷え・だるさ

患者：74歳，女性。

主訴：体が冷えてだるい。やる気が出ない。

現症歴：X－10年，動作中に急に眠くなる。易疲労・冷えのぼせ・頭汗・喉の詰まり感などがあり，漢方治療を希望して来院した。脾胃虚に肝鬱がかぶった状態と診て当初は少量の加味逍遙散合半夏厚朴湯加人参（煎じ薬）などで経過は良好であった。

X－5年，不整脈が出現。近所の循環器科を受診。「処方された薬を服用すると手足の冷えがひどくなった。また，ふらつきと体のだるさで半月寝てばかりとなった」といって来院した。薬剤をみるとβブロッカーのビソプロロールフマル酸塩が投与されていた。

現症：身長144.2cm，体重32kg。血圧110／78mmHg。青ざめたいかにも辛そうな顔貌。脈は沈微細，遅。手足は冷えが著明で，腹力は弱く，臍の上下で腹直筋の拘攣と腹部大動脈の拍動を触知した。

治療経過：体調不良は，体を虚して冷やす方向に働くビソプロロールフマル酸塩のためであると説明して中止するように指示し，当帰芍薬散エキス5.0gを分2で処方した。

　２週間後に来院。主治医に「ビソプロロールフマル酸塩は体が冷え，ふらつきで一日中寝ていたくなるので中止したい」と告げると，すごく叱られ，「寝たきり状態になってもいいから飲むように」といわれたとの報告があった。

　以降は真武湯をベースに使用していたが，思い切ってビソプロロールフマル酸塩の服用を止めてもらったところ，すごく調子がよくなったとのこと。ただし，主治医にはそのまま飲んでいると伝えているそうである。

コメント：冷え症で虚証の人が体を冷やす方向に働くβブロッカーを服用するとしばしばこのような副作用を起こすことがある。

　病名投与された薬で日常生活に支障が出るほどの有害事象が出た場合は，すみやかに中止するべきではなかろうか。

NSAIDsの副作用と漢方薬

　医学の発生のきっかけについて，私はこれを発熱と痛みからいかに速く患者を解放するかの工夫から始まったのではないかと推定している。

　その点，NSAIDsは熱と痛みをともに解消してくれることになっているので，これらの症状で苦しむ者にとっては大変な福音のように思える。しかし，問題はすべての場合に100％の効果を期待できるのかということである。

　わが織部塾の首藤孝夫氏や私の検討によると，日本人に比較的認められることの多い外からの寒湿にさらされたり，もともと冷え症の人が冷えて痛むタイプにはこのNSAIDsはまず効かないし，胃障害や浮腫等の副作用が出やすいことをしばしば経験している。

　西洋医学の治療学書には，無効例や副作用が出た場合にどう対応し処置していくかの詳しい記載がない。その点，『傷寒論』はさまざまな誤治のケースをあげ，その処置の方法が実に親切に具体的に述べられている。それをしっかり学ぶことは西洋医学的治療によって起こったいろいろな合併症にも実に有効に応用できる。

症例1　胃の痛みと冷えの例

患者：68歳，女性。

現病歴：半年前より腰から右の足にかけて痛む。近所の整形外

科で腰椎の4番，5番の圧迫骨折を指摘され，これに伴う坐骨神経痛と診断された。牽引療法を受けたがかえって悪くなり，処方されたロキソプロフェンナトリウムを服用したところ，「胃が痛むし，尿は出にくくなり体がむくむ」という。それどころか「神経痛はちっともよくならない」とのこと。

現症：見るからに青白い顔の痩せた方である。診察してみると脈は沈細，手足は冷え舌は湿潤し偏淡，血圧は102／76mmHg。腹力弱く腹直筋は突っ張っていた。大小便は異常なし。痛みは冷えると特に増悪し，入浴して温めると楽になるという。

治療経過：こういったケースには漢方のほうが効果的である。この方には便秘がなかったので芍薬甘草湯合麻黄附子細辛湯に加工附子末を1.5g加えて処方した。効果はドラマチックで，2週間後にニコニコしながら「久しぶりに痛みから解放されました」と大変感謝された。

コメント：もし便秘があれば吉益南涯の芍甘黄辛附湯，すなわち芍薬甘草湯合大黄附子湯が推奨される。芍薬甘草湯合麻黄附子細辛湯は，恩師の山田光胤先生に教えていただいた処方で，腰痛や膝痛を伴うときはそれに防已・黄耆・蒼朮を加味して使用している。虚証に使用することが多いので，麻黄は量を減らして1.0g～2.0gより使用する方が無難である。

その他，桂枝附子湯・甘草附子湯・附子湯も専門医として使い分けする必要がある。当帰単味の加味はもちろんであるが，しびれのあるケースには四物湯の合方について常に頭に入れておくことが大切である。帯状疱疹後神経痛などに効果を示す処方である。

NSAIDsは漢方医学的には陽証・実証・熱証タイプ用の薬

であり，陰証・寒証・虚証の疼痛性疾患には，漢方薬がファーストチョイスといっても過言ではないと考えている。

症例2　意識障害を起こした例

患者：82歳，女性。

主訴：腰痛症・坐骨神経痛。

現病歴：5カ月前に尻もちをついたところ，腰椎の圧迫骨折を起こし，近所の整形外科を受診。ジクロフェナクナトリウムの坐剤を出され，コルセット装着でなんとか乗り切ってきた。痛みはほぼ消失していたが1カ月前に中腰で物を持った瞬間，またギクッと痛くなり同医院を受診した。プレガバリン（75mg）2カプセルを処方され服用したところ，フラフラして意識を失い，尿失禁した。再度受診しその旨を話したところ，「そんなになってもいいからこの薬を続けろ」と言われ，漢方治療を希望して当院を受診した。

現症：身長154cm，体重38kg。血圧110/66mmHg。脈は沈細。憔悴し目に力がない。舌は偏淡，裂紋。腹力は弱く，胃内停水と臍の上下で腹部大動脈の拍動を触知。手足は冷え切っていた。

治療経過：少陰証と考え真武湯エキス7.5gを分3で処方した。1週間後に来院した。服用するにつれ，みるみるうちに元気になり，ふらつきもなく元気に過ごせるようになったという。

コメント：冷え症で水滞のある虚証の人の痛みに対し，プレガバリンやトラマドール・アセトアミノフェン配合剤を用いるとふらつきやめまいなどの副作用を起こしやすいことがしばしばある。ところが，添付文書にはさまざまな副作用につい

ての記載はあっても，どのような体質傾向の人にそれが出やすいのかは記されておらず，結局，副作用の出る・出ないは確率しだいということになってしまう。

　要するに，漢方的立場で見ると，どのようなタイプの人に出やすいのかという視点が欠けているのである。虚実・燥湿・寒熱を考慮して西洋薬の効果・副作用の出やすさをみていくと違う世界が開けてくるのではなかろうか。

症例 3　大量発汗による低体温症の例

患者：60歳，女性。

現病歴：関節リウマチで10年以上前より当地の病院のリウマチ科で治療を受けていた。ところが今年に入り全身の関節痛が悪化したので鎮痛のため，前日ジクロフェナクナトリウム3Tを6Tに増量して服用した上，就寝前にインドメタシン坐薬を入れて就寝したところ，夜中に大量発汗してその後体中が冷え，しかも口が乾いてイガイガする。腰が痛み胸がモヤモヤして気持ちが悪い。不安が出て落ち着かないと言って，家人に抱えられるようにしてX年10月20日当院を受診した。

現症：診察すると体格，栄養状態は中等度で血圧は136/80mmHgであったが，自汗を認め顔面蒼白，手足厥冷し脈は沈遅微細，舌はやや紅で乾燥し，腹力は弱く冷たく感じられた。

治療経過：「発汗し，若しくはこれを下し，病なお解せず煩躁する者は」の茯苓四逆湯を投与した。1服にて口乾，煩躁がとれ「体がポカポカしてきた」と言い，ほぼ回復し3日分服用で常態に回復した。

コメント：本例は非ステロイド消炎剤の過量服用によって起

こった大量発汗による低体温症であるが、西洋医学ではどう対処するのだろうか。

　このような危急状態に対して『傷寒論』は実にていねいにさまざまなケースに分けてその治療法を教えてくれている。ほとんどが発汗，吐下法の誤治によって生じている。今回使用した茯苓四逆湯は四逆湯・四逆加人参湯・通脈四逆湯とともに，漢方を専門にする者にとっては十分に習熟しておくべき代表的な方剤のひとつと言ってよいと思われる。『傷寒論』の勉強に際して「〜湯，これを主る」という方剤の正証をしっかりマスターすることは論をまたないが，「誤治」の治療法も大変大事であるということである。

症例 4　小便不利と浮腫の例

患者：76歳，男性。

現病歴：がっちりした体型で日頃は元気がよい。当院では前立腺肥大に対して竜胆瀉肝湯7.5g/日分3で治療中の方である。1週前感冒に罹患し熱も高かったので近所の呼吸器科を受診し，出された薬で熱は下がったものの2日目頃から尿の出が悪くなり全身がむくんできたので来院したという。

治療経過：体は汗ばみ，浮腫を全身に認め，口渇著明であったが，尿の出が悪いことより，非ステロイド性消炎剤（この場合はジクロフェナクナトリウム）の副作用と考え，越婢加朮湯7.5g/日分3を処方し西洋薬はすべて中止するように指示した。4日後来院。2服目から尿の出がよくなり，3日目には浮腫・口渇・汗すべて改善したとのこと。

コメント：浮腫（特に顔面，眼瞼等）や胃痛等の副作用は非ス

テロイド性消炎剤を投与された患者さんにしばしば認められる。脾胃虚＋腎虚タイプは当然であるが，高齢者では見かけは実証に見えても潜在性腎障害のある方がけっこうおられるので，治療に際して細心の注意がいると自戒している。

　漢方を専門に開業していると，いろいろな症状を主訴として来院される患者さんがおられるが，私としては随証治療していたつもりなのに（当然私自身が誤治していた場合もあると思われるが），時になかなか思っていたように改善しないケースに遭遇することがある。その際には他院での投薬内容のチェックが必要である。

現代の口訣を追試する

　2018年9月9日に日本東洋医学会中四国支部総会が島根県の松江市であり，私は特別講演で「西洋薬にも証がある」というテーマでお話させていただいた。私の前に会長の元島根大学学長の小林祥泰先生が「出雲神話と医薬・看護」の演題で，とてもすばらしいご講演をされ感銘を受けた。日本には，この頃から漢方の元となる素地ができていたことが風土記の世界に記されているとのことで，あらためて漢方を将来に遺していかないといけないと再認識した。

　日本漢方には先達が築き上げた多くの口訣があり，それらを私が追試して著効したケースを紹介する。

「ガングリオンやベイカー嚢腫に五苓散料加枳実・山梔子」── 中村謙介先生の口訣

　中村先生がさまざまなところで発表されているので出典は略す。

患者：89歳，女性。

主訴：右外踝〜足背の滑膜嚢腫。

現病歴：当院では高血圧症の治療中であったが，X年9月5日右足首の外踝〜足背に嚢腫ができて歩行に障害をきたすようになり，近所の整形外科を受診。さまざまな処置や治療をしても全く治らないといって，11月1日当院を受診。

現症：身長147cm，体重52kg。血圧128/80mmHg。脈は沈弦。

腹力は中等度で右に瘀血と思われる圧痛と少腹不仁を認めた。右足の外踝〜足背に半球状の腫大・硬結を触れた。

治療経過：そこでひらめいたのが中村先生の口訣である。さっそく，煎じ薬で五苓散料加枳実・山梔子を処方した。2週間後に来院。患部をみると，なんと1/3以下に縮小していた。歩行がすごく楽になったという。結局，6週間服用し嚢腫を全く触れなくなったので廃薬とした。10カ月後の現在も全く再発はない。

コメント：五苓散料加枳実・山梔子は中村先生が多くの場で書かれているので，そちらを参考にしていただきたい。その後も何人かにこの方剤を使用し，ほぼすべてに好結果を得ている。

「虚証者の心不全に四君子湯加杏仁」
── 石川友章先生の口訣

石川先生は，東洋医学会の会長をされたこともある漢方界を代表する名医であるが，上記の口訣は先生からある宴会の席上で教えていただいたものである。実証には木防已湯や九味檳榔湯（私は左室不全には前者を，右室不全で膝下〜足背の浮腫に後者を使用）が代表処方と思われるが，衰弱した人の場合に四君子湯加杏仁の適応があると教えていただいた。

患者：94歳，女性。

主訴：初診日の朝から生じた「胸苦しさ・息苦しさ・めまい感」。

現病歴：他院で高血圧症に対しアムロジピンベシル酸塩，心不全に対してメチルジゴキシンを処方されている。X－1年9月，1週間以上前より食欲のなさ，寒け，体の脱力感，易疲労があり，漢方治療を希望して来院。食欲不振に対してエキ

スの香蘇散合六君子湯の投与で経過順調であったが，X年9月18日，上記の主訴症状が出現した。

現症：身長138.5cm，体重36.6kg。血圧132／70mmHg。脈は沈細だが数ではない。顔色は青ざめ，見るからに沈衰し，肩でハーハーいいながら息をしている。腹力は弱で臍傍〜上に腹部大動脈の拍動を触れ少腹不仁を認めた。

治療経過：心・肺・脾の虚と考え，石川先生の口訣の四君子湯加杏仁（四君子湯合茯苓杏仁甘草湯の方意）を煎じ薬で処方し，また硝酸イソソルビド貼付剤を貼るように指示した。翌日から元気になったと家人より報告があり，その後も経過はすこぶる順調で，X＋5年の現在も大過なく過ごしている。引き続き薬は同じ内容である。

コメント：四君子湯加杏仁は，エキスの場合はどういう方剤を組み合わせたらよいのだろうか。四君子湯に苓甘姜味辛夏仁湯を合方したらこの方意に近づくのかもしれないが，他の生薬が入りすぎるので，果たして切れ味はどうなのだろうか。やはり煎じでいくのが一番かと思っている。

　　石川先生は師の山田光胤先生門下の大先輩で，いつもさまざまな口訣を教えていただき，大変感謝しております。

「フラッシュバックに四物湯合桂枝加芍薬湯」
—— 神田橋條治先生の口訣

出典は『神田橋條治 精神科講義』(神田橋條治著，林道彦・かしまえりこ編，創元社)。西洋医学ではPTSDやフラッシュバックに対しては抗不安薬や場合によっては抗精神病薬が投与されているようだが，それだけではうまくいかないケースが漢方医

に回ってくる。そうした症状に対して，私はエキスでは竹筎温胆湯合加味帰脾湯を各7.5g/日分3（朝・夕・就寝前）で投与してそこそこの結果を得ていた。しかし，今回は上記の神田橋先生お勧めの処方を使用したところ著効を得た結果を報告する。

患者：29歳，女性。

主訴：問診票によると「フラッシュバック・感覚異常・突然涙が止まらなくなる・疲労感」。

現症：幼少期より，緊張したときに話をしたり，人からいろいろ言われたりしたことがいつまでも残り，ちょっとしたはずみでそのイメージがワーッと湧いてきて焦燥感が生じていた。そうしたことが1カ月間に何回かあったが自然に治まっていた。しかし，X－1年12月に自分の描いた絵画の作品展をやっていたときの辛いことが，その後もしばしば急にフラッシュバックしてパニックとなった。さらに触覚の異常が出たといってX年11月25日に来院。

現症：身長162cm，体重55kg。血圧102/78mmHg。目は落ち着きなく焦点が定まらない。脈は沈弦。腹診では腹力中等度で右に胸脇苦満，腹直筋は両側性に突っ張り，左季肋部に打診で鼓音，また右下腹に瘀血と思われる圧痛を認めた。

治療経過：肝鬱気滞・瘀血証と考え，柴胡加竜骨牡蛎湯もしくは柴胡疏肝散に駆瘀血剤を合方して処方するつもりであった。しかし，患者はインターネットで調べたフラッシュバックによいといわれている四物湯合桂枝加芍薬湯を処方してほしいと要望した。メンタル面に問題のある人は思い込みが強く，またプラシーボ効果も高いことが多いので逆らわずにそれを処方した。

　2週間後に来院。フラッシュバックが全くなくなり，大変

気分がよくなったと，まるで信じられないような報告があった。以降，継続服用させていたところ，結婚後なかなか妊娠できなかったのが，4年たってようやく身ごもって7週目を迎えたと報告があった。この方剤は内容的に問題なしとして続けさせている。

コメント：この四物湯合桂枝加芍薬湯がなぜフラッシュバックに効くのかは，上記の書籍を参照していただきたい。神田橋先生が他に勧められているのが，十全大補湯であり，特に「脳にあうのが四物湯」で「地黄というのは何か神経系全体の衰えに効果があるようだ」と述べられている。

　今回は，患者がよいと信じている方剤を処方して著効したことから，西洋医学の先生が我がもの顔のようにいう漢方薬のプラシーボ効果かもしれない。しかし，患者が過去にかかった西洋医の薬が全く効果を示さなかったことより考えてみると，それらの西洋薬にはプラシーボ効果もなかったことになる。

　ひょっとするとプラシーボ効果ではなくて，この四物湯合桂枝加芍薬湯が本当に効いた可能性も否定できない。多くの先生方の追試を待ちたいところである。

食生活にも気配りを

陰性食品の摂りすぎに注意

　日本人は，多湿の環境にありながらご飯は水で炊くし，味噌汁は飲む，お茶も飲むうえ，最近は西洋流循環器医の奨めで血栓症予防と称し，眠る前にコップ一杯の水を飲むなど，体中水びたしになっている人が多い。さらに柿や梨など陰性の果物を常食するとどうなるのか。

症例1　めまい・頭重感・肩こり

患者：55歳，女性。

現病歴：11月下旬，急に立ち上がったところ，天井がグルグル回るような「めまい」が生じ，臥床すると軽快する。頭重感・肩こりもあり，5日後に来院。

現症：やや水太りタイプで水をよく飲む。梨を毎日1個は食べるという。脈沈弦滑，舌は胖大滑台，腹診で臍上に悸を認めた。

治療経過：水分と果物を控えるよう指示し五苓散を投与したところ，5日間で諸症状すべて改善した。

症例2　胃が詰まって苦しい

患者：40歳，女性。

現病歴：最近知人に勧められ水を多く飲むようにしていた。3日前より連日柿や梨を食べたところ，今朝から胃が詰まって苦しくなり来院した。

現症：体力はやや虚で脈は沈遅細。舌は偏淡・胖・薄白滑苔。腹力弱く心下痞鞕し，按じて冷たく感じられた。

治療経過：水分・果物を控え，温かい消化のよいものを摂るように指示し，人参湯を処方した。1週間分の投与で諸症状がすべてなくなり快癒した。

症例 3　上腹部・腰背の疝痛

患者：66歳，女性。

現病歴：X－7年より左上腹部から腰背にかけジクジクとした，またえぐられるような疝痛が出現した。いろいろな病院で治療を受けるもパッとせず，X－2年，X－1年，とCTスキャン・MRI・膵胆管造影・胃カメラ・大腸ファイバースコープを受けるも悪性のものはないと言われた。X年，近医で1カ月前より六君子湯を処方されているが，全く効果がないといって紹介され来院した。

現症：痩せ型で脈沈細。舌は淡紅・胖。腹力弱く，心下痞鞕・腹直筋攣急，左季肋部に鼓音を打診で認めた。

紹介医への返事：「西洋医学的には脾彎曲部症候群，東洋医学的には腹満・塞疝で，原因として食事が玄米主体であり，また野菜・果物を摂りすぎて冷えた結果と思われます」

治療経過：食事の注意をして当帰湯を処方した。1週間後，痛みがほとんどない。2週間後，完全消失したので廃薬とした。

コメント：病気の原因として，漢方には「外因」「内因」以外に「不

内外因」がある。なかでも飲食の不摂生に対しては十分に理解しておく必要がある。特に年を取ってからの玄米・野菜・果物などの摂りすぎ，あるいは余分な水分の摂りすぎには，十分注意すべきである。何事も「過ぎたるは及ばざるがごとし」である。

膾之を食し──刺身の害

最近は若い人の間にもゲテモノ食いをする人が増えていると聞く。生肝・牛刺し・馬刺し・鹿肉の生食などである。漢方では『金匱要略』の禽獣魚蟲梵忌併治を参考にして治療する。

症例 4 蕁麻疹・便秘・右下腹部痛

患者：48歳，男性。
主訴：半年以上続く頑固な蕁麻疹と便秘，右下腹部痛がある。
現症歴：3月の宴会で，いろいろな魚の刺身と牛刺しを山ほど食べ，アルコールもかなり飲んだところ，夜中より腹が痛くなり，全身が痒くなった。朝，近医を受診，蕁麻疹といわれ，強力ミノファーゲンCの静注と薬で一時的に軽快した。ところがその後，薬を止めると全身に蕁麻疹が出て，心下および右下腹部が痛む。便秘がちとなり，近医胃腸科で大腸ファイバースコープを施行された。右回盲部の憩室炎の診断で抗生物質を服用した。1週間で右下腹痛はいったん軽快したが，その後も魚肉を生食すると同様の主訴が出現，持続するようになった。根治療法を希望して11月に当科を受診した。
現症：色黒のガッチリした体格。血圧144／88mmHg。脈は沈緊，舌は紅舌・胖・黄臓苔。腹力は十分あり心下痞鞕，右下腹回

盲部に著明な圧痛を認めた。

治療経過：以上より橘皮大黄朴硝湯（ただし朴硝がなかったので芒硝使用）を投与したところ，1週間以内に諸症状すべて改善した。1年後に右回盲部痛で来院した。「その後，蕁麻疹は全く出ない」という。大黄牡丹皮湯を投与したところ，右回盲部痛は4日目頃より改善し，以後約1カ月間継服させ廃薬とした。

症例5　心下の痞え・吐き気

患者：68歳，女性。

現症歴：4日前に刺身を中心に大食した。翌日心下が痞え，吐きそうで吐けず，上腹部が脹って痛み，便が全く出ないといって来院。

現症：脈沈実，舌はやや紅で白苔を認め，腹診で心下痞鞕があり，下腹が脹れ，便塊を触知した。腹部単純X線で骨盤内に便とガス像が著明。

治療経過：橘皮大黄朴硝湯の方意で，茯苓飲と調胃承気湯を7.5g/日ずつ合方で投与した。翌日臭い便が大量に出て，それにつれ腹痛も改善し，4日分で完治した。

コメント：橘皮大黄朴硝湯は，『金匱要略』の禽獣魚蟲梵忌併治篇に「膾(なます)之を食し心胸間に在り化せず吐せども，復出でず速かに下して之を除け。久しければ癥病を成す」とある。藤平健先生は『類聚方広義解説』で「肉や魚を食べて後胃部停滞感，嘔気，げっぷなどあり便秘の傾向あり時に皮膚煩痒し発斑，発疹が見られるもの，魚肉の中毒及びそれによる蕁麻疹，又数年前に魚肉などの中毒の経験ありその後蕁麻疹などに悩まされる者に用いてしばしば著効することあり」とコメントされている。本方を使用する機会はけっこう多い。

私の愛読書
―― 『中薬の配合』

二の手，三の手のために

　　漢方の解説書はそれこそ山ほど出版されている。玉石混淆のなかで最近私が一番高く評価し参考にしているのが，東洋学術出版社の『中薬の配合』（丁光迪著）である。中医学を専門にしている先生は別として，私のように日本漢方を主に学んできた者にとって，目から鱗の記述が実に多いのである。来られる患者さんの症状は千差万別であるし，症状も刻々と変化するので，こちらがこの方剤の証だと診断して処方しても，大筋はまあまあだが今ひとつ効果がないこともある。そういう場合，臨床医として二の手，三の手を考えておく必要がある。

　　例えば黄連・黄芩・黄柏・山梔子からなる黄連解毒湯であるが，同書の「1章 四気五味による薬の組み合わせ 3．苦寒清熱」(p.12)の項目に，「瀉火解毒作用，そして三焦の火邪を小便から外に出す作用」があり，「頭痛・目の充血・煩躁・狂乱……，また体内の熱による嘔吐・うわ言・不眠，熱が血に影響したことによる」各種の出血，「化膿性の炎症」などに対して使えるとある。

　　私もこの方剤をしばしば使用し，その有効性は十分知ってはいたが，それでも力の及ばない状況もある。それに対し，「劉河間は，この方剤（黄連解毒湯）をさらに発展させ，黄連解毒湯より黄連を除き，大黄を加え，これを大金花丸と名づけ」「体

内の実熱をすみやかに下から体外に追いやることができる」と，黄連解毒湯をさらにパワーアップした方剤の紹介がある。後の方に大黄の特徴についても詳しく触れられており，いろいろな方剤に大黄がしばしば加味されている意味がよく理解できるのである。

目の前が明るくなる本

　私は最近は日本漢方の特に江戸時代の先哲が遺した書物，例えば和田東郭や浅田宗伯・尾台榕堂・中神琴渓などを主に学んできたが，特に浅田宗伯の『勿誤薬室方函口訣』などには実に多くの処方，特に後世派の処方が多く収載されている。その処方構成の意味を理解することは意外と難しい。

　なぜなら日本漢方は処方単位の随証治療が原則なので，個々の生薬とそれらの組み合わせの意味について系統立てて解説している本は著者の知る限りないからである。

　『傷寒論』『金匱要略』の方剤は，吉益東洞の『薬徴』を参考にすればその処方の方意はある程度は推定できるとはいうものの，後世派の方剤にそれを応用することは構成生薬の数が多いだけになかなか難しい。

　それに対し，この『中薬の配合』を読むとパッと目の前が明るくなり，スーッと胸の痞えが落ちることが多いのである。

　例えば，程鐘齢の『医学心悟』を引用して「清法を行う場合は，人をみる必要がある。もともと頑強な体質の人が実熱証になっている場合には，清熱薬の用量を少し多くしても弊害はない。ただし，もともと虚弱な体質で，体が冷えやすく，食欲もなく，下痢をしやすいような人や，または産後・病後，性行為

によって精力を消耗した後などにみられる熱証の場合には，清熱薬は少量で使う必要がある。用量が足りないことがあっても，量が過ぎることだけはあってはならない」(p.16)などと述べているのは，日本漢方的な虚実論に通じるところもあり，体力のない人の外感病を治療する上で大変参考になる。

　原南陽の『叢桂亭医事小言』巻一「醫学」に「逆挽湯」(名古屋玄医)という処方が出てくる。この方は桂枝人参湯加枳実・茯苓のことであるが，宗伯の解説では「其の手段は，逆流挽舟と云う譬にて，下へおりきる力のなき者は，一応上へずっと引きあげて，ハズミを付くれば，其の拍子に下だる理にて，虚寒下利にて後重する者は，桂枝人参湯にていったん表へ引き戻し，其の間に枳実，茯苓にて押し流すときは，後重ゆるむと云う意なり」となっている。この解説では，なんとなくわかったようで，なぜ枳実と茯苓を加味するのかがもうひとつ理解できなかったが，この『中薬の配合』の「2章 昇降浮沈による薬の組み合わせ15．逆流挽舟（汗法による下痢治療）」(p.104)を読んで，はじめて理解できた。

麻黄升麻湯の理解に苦しんだとき

　麻黄升麻湯は『傷寒論』の「厥陰病篇」に出てくる方剤で「傷寒六七日，大いに下して後，寸脈沈にして遅，手足厥逆し，下部の脈至らず，喉咽利せず，膿血を唾し，泄利止まざる者」に使用されることになっている。

　これに対し歴代の日本漢方の『傷寒論』の解説をみても例えば中西深斎は『傷寒論弁正』の「巻陰下」で「此れ其の論と方とは大いに疑うべきに似たり。脈に至りては，則ち寸と曰い下

部と曰う。方に於いては則ち合して十四味と為す」。『傷寒論』の一般的な方剤の薬味数は10味以下がほとんどであるので，「他に復た是くの若きの品多きを見ざるなり」と『傷寒論』の原本の方であるか疑問を述べ，「或いは本と『千金方』に載する所に出でて後人取りて之を此に補うか」と解釈している。確かに宋版『備急千金要方』(オリエント出版)巻第十「傷寒下」には「治傷寒六七日。其人大下後脈沈遅，手足厥逆，下部脈不至。咽喉不利，唾膿血，泄利不止為難治麻黄升麻湯方」とあり，深斎の論もうなずけるところではある。

　内容の解釈に対し，浅田宗伯の『傷寒論識』では「此條は方証相対せず，凡そ此証の如きは大卒四逆湯の域に存するなり」といって内容の解釈を避けている。奥田謙蔵先生や大塚敬節先生，山田光胤先生の著書も同様である。

　中西深斎は割とよく解説してくれている。私が日本の『傷寒論』解説の中で一番高く評価しているゆえんである。『傷寒論弁正』を引用すると「六七日は蓋し大便せざるを以て之を言うなり。是の時に当たりて脈は必ず浮数，因りて之を下すこと。唯だに一再なるのみならず。故に大いにと曰う。其の大いに下しての後に在りて，脈は乃ち沈遅となり手足厥逆すれば則ち厥陰に陥ること知るべきなり」。しかしながら「厥陰に陥ると雖も，熱は仍お裏を挟み，上に偪り下を圧す」。よって「咽喉利せず，膿血を唾し」(熱が上に迫ることによる症状)「泄利止まざる所以なり」(下を圧することによって起こる)「此れ寒熱錯雑の証と為す」。これではこのような病態に対してどのような戦略を立て治療したらよいのだろうか。

　それに対して「是に於いて其の寒を禦がんと欲するも，其の熱を助くるを恐る」。また，「其の熱を除かんと欲すれば益々其

の寒を加う」。

「じゃ，どうしたらいいの？」と叫びたくなりそうである。故に「治じ難しと為す」のような病態に対し，先人がトライアンドエラーの結果，設けられたのがこの麻黄升麻湯であるという深斎は，麻黄升麻湯が14味より構成されている具体的な意義については「浅膚の識の能く窺い測る所に非ざるなり」と最終的には兜を脱ぎ「他日の考検を俟たん」と結論づけている。

その後，日本の『傷寒論』の解釈書については上記の通りであり，私自身いつも胸の中がスッキリしないままであった。なにせ麻黄升麻湯は麻黄・升麻・当帰・知母・黄芩・萎蕤（あるいは菖蒲）・芍薬・天門冬・桂枝・茯苓・甘草・石膏・白朮・乾姜の14味からなっている。

このような病態に遭遇した場合，私ならおそらく四逆湯の加味方を投与すると思う。

散風法による下痢治療

そのようななか出合ったのが，『中薬の配合』「2章 昇降浮沈による薬の組み合わせ16．散風止利（昇陽止瀉）」(p.105) の項目である。

下痢の止め方にはいろいろな方針があるが，そのなかで散風止利とは「上行作用のある昇散性の薬を使って下痢を治療する方法」で「泄瀉も痢疾も含まれる」。同書によるとこの散風止利によって下痢を止める代表的方剤のひとつが麻黄升麻湯であるという。具体的には「昇散風邪作用のある麻黄・桂枝・升麻を使って病の本を治療」し「そこに培土守中作用のある白朮・茯苓・灸甘草・乾姜を合わせ，風木と脾土の関係を調整」する。

「これは土が風に負けないように支えるということ」である。「厥陰病にはまた，熱と厥が両方現れる寒熱錯雑による病もあり」「これを治療するには，その熱を解決する知母・石膏・黄芩などに，さらに桂枝・乾姜を合わせ」「こうして寒性薬と温性薬を同時に使うことで，調和をはかる」「また厥陰の邪熱が肺を侵すと，咽喉部が腫れ，膿や血を吐くようになる」「そこでさらに，和営作用のある当帰・芍薬を合わせ」「また肺を守るために，補陰作用のある天門冬・麦門冬も合わせている」「肺と大腸は表裏の関係にある」とあり，臨床的には麻杏甘石湯が痔に，乙字湯が口唇の炎症に実際使われているのはよく知られている通りであるが「この用法には下痢の治療に肺薬を使うという意味もある」と記されている。

　丁光迪氏の結論は「このように周到に組成された麻黄升麻湯は，散風法による下痢治療の元祖というべき方剤です」。

　発汗法によって下痢を止めるということは，その後の中国の歴史においては重要な基本テクニックのひとつとして使われていたようで，同書では劉河間の升麻・葛根・甘草・芍薬よりなる升麻湯，さらに病状が重い場合の小続命湯で，「(厥陰病は)表邪が内に入り，その結果，下痢が止まらなくなったものである。治療の核心は表邪を散らすことにある」との劉氏の『素問病機気宜保命集』(瀉論) を引用している。

　以上はほんの一部にすぎないが，この『中薬の配合』は私にとっては珠玉の本，バイブル的存在である。

　私は日本漢方と中医学を対立するものでなく統合させた医療を目指しているので，この本をご紹介した。

あとがき

　「漢方診療ワザとコツ」を漢方専門誌に連載して56回となりました。この雑誌は諸般の事情により一時休刊になることと，今年72歳になる私の年齢を考え，このあたりでまとめて一冊の本として出版しようと思いました。
　この「ワザとコツ」は，著者が思いつくままに書きましたので必ずしも系統立っておりませんが，編集部が上手にまとめてくれました。
　私はこれまで山田光胤先生から20年以上にわたり漢方の教えをいただいておりますが，その「ワザとコツ」を自分だけの宝としておくのは，あまりに勿体ないので，それを自分なりに整理してまとめた内容であります。
　お読みいただき，不明な点，おかしなところがあるとすれば，それは私の責任であります。最後までお読みいただいた先生には心から感謝いたします。
　単著は『漢方事始め』(日本医学出版)，『東洞先生はそうおっしゃいますが』(たにぐち書店)に続いて3冊目となりました。残された私の時間はどれくらいあるのかわかりませんが，これからも漢方の発展のために頑張っていこうと思っています。

2019年4月　織部和宏

索　引

方剤名

あ

安神復元湯 …………………… 194
安神復醒湯 …………………… 38
安中散 ………………………… 31, 224

い

痿證方 ………………………… 117
胃風湯 ………………………… 83, 87
茵蔯蒿湯 ……………………… 167
茵蔯五苓散 …………………… 45

う

烏薬順気散 …………………… 192, 218
烏苓通気湯 …………………… 215
温経湯 ………………………… 96, 115, 222
温清飲 ………………………… 114
温胆湯 ………………………… 20
温脾湯 ………………………… 73

え

越婢加朮湯 …………… 45, 158, 168, 206, 233
越婢加半夏湯 ………………… 168
延年半夏湯 …………………… 196

お

黄耆益気湯 …………………… 192
黄耆建中湯 …………………… 189
黄芩湯 ………………………… 46
黄土湯 ………………………… 83
黄竜湯 ………………………… 74
黄連解毒湯 …………… 4, 45, 115, 148, 192, 226, 244
乙字湯 ………………………… 222, 224

か

解急蜀椒湯 …………………… 62, 215
解労散 ………………………… 163, 196

加減潤燥湯・・・・・・・・・・・・・・・・・・・・・・・ 191
加減除湿湯・・・・・・・・・・・・・・・・・・・・・・・ 191
葛根加朮附湯・・・・・・・・・・・・ 132, 180, 206
葛根湯・・・・・・・・・・・・・・・・ 33, 159, 183, 206
葛根湯加川芎辛夷・・・・・・・・・・・・・・・・ 206
加味帰脾湯・・・・・・・・・・・・ 38, 221, 223, 238
加味四君子湯・・・・・・・・・・・・・・・・・・・・・ 191
加味四物湯・・・・・・・・・・・・・・・・・・・・・・・ 191
加味逍遙散・・・ 22, 24, 46, 135, 139, 151,
　　　　　163, 179, 185, 203, 223, 226, 227
加味八仙湯・・・・・・・・・・・・・・・・・・・・・・・ 192
甘草乾姜湯・・・・・・・・・・・・・・・・・・・ 26, 58
甘草湯・・・・・・・・・・・・・・・・・・・・・・・・・・・ 159
甘麦大棗湯・・・・・・・・・・・・・・・・・・ 156, 157

き

帰耆建中湯・・・・・・・・・・・・・・・・・・・・・・・ 190
桔梗湯・・・・・・・・・・・・・・・・・・・・・・・・・・・ 159
橘皮大黄朴硝湯・・・・・・・・・・・・・・・・・・ 243
帰脾湯・・・・・・・・・・・・ 22, 37, 38, 221, 223
逆挽湯・・・・・・・・・・・・・・・・・・・・・・・ 86, 246
芎帰膠艾湯・・・・・・・・・・・・・・・・・・・・・・・ 115
芎帰調血飲・・・・・・・・・・・・・・・・・・ 142, 153

く

九味檳榔湯・・・・・・・・・・・・・・・・・・・・・・・ 236

け

桂姜棗草黄辛附湯・・・・・・・・・・・・・・・・ 159
桂枝加黄耆湯・・・・・・・・・・・・・・・・・・・・・ 59
桂枝加葛根湯・・・・・・・・・・・・・・・・・・・・・ 13
桂枝加桂湯・・・・・・・・・・・・・・・・・・ 156, 187
桂枝加芍薬大黄湯・・・・・・・・・・・・・・・・ 64
桂枝加芍薬湯・・・・・・・・・ 4, 189, 211, 237
桂枝加朮附湯・・・・・・・・・・・・・・・・・・・・・ 116
桂枝加竜骨牡蛎湯・・・ 53, 147, 176, 203
桂枝加苓朮附湯・・・・・・・・・・・・・・・・・・ 114
桂枝去桂加白朮茯苓湯・・・・・・・・・・・・ 188
桂枝湯・・・・・・・・・・・・・・・・・・・ 13, 15, 57,
　　　　　　　　　　　65, 72, 189, 209, 212
桂枝人参湯・・・・・・・・・・・・・・・・ 84, 86, 89
桂枝茯苓丸・・・34, 122, 150, 152, 200, 203
桂枝茯苓丸加薏苡仁・・・・・・・ 39, 44, 51,
　　　　　　　　　　　123, 174, 180, 202
啓脾湯・・・・・・・・・・・・・・・・・・・・ 81, 91, 109
桂麻各半湯・・・・・・・・・・・・・・・・・・ 11, 157
血府逐瘀湯・・・・・・・・・・・・・・・・・・・・・・・ 151

こ

香砂六君子湯・・・・・・・・・・・・・・・・ 108, 163
香蘇散・・・・・・・・・・・・・・・ 13, 93, 97, 109,
　　　　　　　　　　127, 163, 183, 192, 237
高枕無憂散・・・・・・・・・・・・・・・・・・・・・・・ 35
厚朴三物湯・・・・・・・・・・・・・・・・・・・ 70, 74
厚朴七物湯・・・・・・・・・・・・・・・・・・・・・・・ 71
厚朴生姜半夏甘草人参湯・・・・・・・ 66, 77

索引

高良姜湯……………………………… 68
古今録験続命湯……………………… 192
牛車腎気丸…………………………… 60
呉茱萸湯……………………… 34, 192, 199
五苓散……… 30, 34, 123, 224, 235, 240

さ

柴葛解肌湯…………………………… 157, 159
柴胡加竜骨牡蛎湯… 131, 148, 176, 203
柴胡桂枝乾姜湯……………………… 38, 167
柴胡桂枝湯…………………………… 152, 163
柴胡疏肝散…………………………… 196, 198
柴胡疎肝湯…………………………… 127, 163
柴胡湯………………………………… 213
柴芍六君子湯………………… 108, 161, 162
柴朴湯………………………………… 212
左金丸………………………………… 197
三黄瀉心湯…… 45, 115, 148, 192, 226
酸棗仁湯……………………………… 36

し

滋陰地黄湯…………………………… 193
滋陰至宝湯………………………… 22, 24, 206
四逆加人参湯………………… 43, 154, 233
四逆散…… 55, 125, 162, 196, 200, 203
四逆湯………………………………… 43, 233
四君子湯…………………… 100, 108, 115, 236
紫根牡蛎湯…………………………… 44
梔子豉湯……………………………… 167, 171

梔子柏皮湯…………………………… 50, 171
滋腎通耳湯…………………………… 192
七味良枳湯…………………………… 197
七物降下湯…………………………… 114, 117
四物湯……………… 38, 114, 116, 206, 230, 237
赤石脂禹余粮湯……………………… 83, 95
芍甘黄辛附湯………………………… 230
芍薬甘草湯…………………………… 161, 230
十全大補湯………………… 43, 117, 239
十味敗毒湯…………………………… 39, 49
正気天香湯…………………………… 152, 183
小建中湯……………………………… 189
小柴胡湯…………………………… 4, 158, 195
小柴胡湯加桔梗石膏………………… 159
小承気湯……………………………… 75
小青竜湯………………… 122, 179, 205
小続命湯……………………………… 249
小半夏加茯苓湯……………………… 74, 168
升麻湯………………………………… 249
生脈散………………………………… 119, 206
逍遙散………………………………… 22, 137
升陽散火湯…………………………… 142
升陽除湿湯…………………………… 89
辛夷清肺湯…………………………… 121
参蘇飲………………………………… 16
真武湯………………… 45, 91, 154, 209, 228, 231

す

推気散………………………………… 197

方剤名

せ

清上蠲痛湯	34, 192
清心蓮子飲	98
折衝飲	152
川芎茶調散	185, 192
千金三黄湯	191

そ

疎肝湯	196
疎経活血湯	102

た

大黄甘草湯	74
大黄附子湯	230
大黄牡丹皮湯	151, 203, 243
大陥胸湯	167
大建中湯	62, 66, 211
大柴胡湯	85, 127, 148, 151, 177, 192, 203
大三五七散	192
大承気湯	71, 78, 170
大青竜湯	13, 157
断利湯	92, 94

ち

竹筎温胆湯	4, 19, 36, 40, 238
治打撲一方	102, 150, 184

調胃承気湯	48, 74, 75, 243
調栄活絡湯	101, 210
調中益気湯	192
猪苓湯	201

つ

通導散	85, 203
通脈四逆湯	233

と

桃核承気湯	33, 151, 186, 203
桃花湯	83
当帰飲子	41, 115
当帰建中湯	189, 190
当帰四逆加呉茱萸生姜湯	31, 199
当帰四逆湯	68
当帰芍薬散	26, 83, 84, 116, 152, 220, 228
当帰湯	196, 241
独活寄生湯	194

に

二陳湯	120, 198
女神散	38, 45, 69, 226
人参湯	25, 45, 66, 91, 154, 210, 211, 241

索引

は

貝母栝楼湯……………………… 192
麦門冬湯………………………… 206
八味地黄丸………………… 28, 224
半夏厚朴湯…… 61, 152, 172, 177, 227
半夏瀉心湯……………………… 92
半夏白朮天麻湯………… 34, 117, 192

ひ

白虎加人参湯………………… 157, 169
白虎湯…………………………… 169

ふ

復正湯…………………………… 192
茯苓飲………………… 48, 75, 243
茯苓四逆湯… 43, 60, 142, 154, 213, 232
附子粳米湯……………………… 62
附子理中湯………………… 74, 152

へ

平胃散…………………………… 164
変製心気飲……………………… 218

ほ

防已黄耆湯………… 28, 31, 51, 118, 122, 152, 167, 174

防風通聖散………………… 170, 192
奔豚湯…………………………… 156

ま

麻黄升麻湯………………… 246, 248
麻黄湯………………… 13, 157, 158
麻黄附子甘草湯………………… 159
麻黄附子細辛湯…… 11, 45, 206, 230
麻杏甘石湯……………………… 168
麻杏薏甘湯……………………… 12

も

木防已湯………………………… 236

よ

養心湯…………………………… 37
抑肝散………………… 40, 135, 176
抑肝散加陳皮半夏…… 53, 145, 147, 176

り

利膈湯…………………………… 61
理気平肝散………………… 127, 163
六君子湯…… 18, 108, 110, 162, 237
竜胆瀉肝湯………………… 45, 222
苓甘姜味辛夏仁湯…… 57, 112, 205
良枳湯…………………………… 198
苓姜朮甘湯……………………… 59

苓桂甘棗湯	156, 198
苓桂朮甘湯	156, 157

ろ	
六味丸	206, 226

症状・病名

あ行	
アトピー性皮膚炎	42
アレルギー性鼻炎	121, 205
息切れ	177
意識障害	231
胃痛	131, 211, 229
易怒	143, 147
易疲労	99, 236
胃もたれ	162, 163
咽頭痛	11
陰部の痛み	222
インフルエンザ	13, 157, 159, 170
疫	214
円形脱毛症	53, 147, 175, 202
悪寒	11, 158
悪心	78, 88
悪風	212

か行	
咳嗽	11, 24, 27, 58
過活動膀胱	201
かぜ	4, 11, 22, 167, 189
肩こり	123, 137, 240
過敏性腸症候群	4, 80, 125, 189
下腹部痛	216, 225, 242
花粉症	205
ガングリオン	235
関節痛	11
関節リウマチ	232
感染症	170
乾燥肌	115
眼底出血	114
感冒	161
顔面紅潮	225
気管支炎	161
気管支拡張症	28
気管支喘息	28

索引

ぎっくり腰……………………… 101, 209	心悸亢進……………………………… 137
急性胃炎……………………………… 78	神経性食思不振症………………… 145
脇痛………………………………… 196	尋常性乾癬…………………………… 43
首こり……………………………… 123	心不全……………………………… 236
群発頭痛……………………………… 34	蕁麻疹………………… 16, 42, 44, 242
月経異常…………………… 115, 152	睡眠障害…………………………… 141
下痢…………………… 57, 60, 80, 111,	頭汗………………………………… 167
132, 155, 188, 248	頭重…………………………… 137, 240
倦怠感…… 25, 55, 129, 144, 146, 162	頭痛………………… 11, 14, 18, 29, 88,
口渇………………………… 169, 233	123, 137, 161, 187, 192, 212
口乾………………………………… 99	咳………………………… 4, 11, 21, 25, 57,
高血圧…………………… 4, 114, 117	111, 125, 130, 168, 176
口唇ヘルペス…………………… 224	喘息………………………………… 125
高熱………………………… 169, 170	疝痛………………………………… 241
更年期障害……………………… 115	喘鳴………………………………… 212
後鼻漏…………………………… 121	

さ行	た行
坐骨神経痛……………… 161, 231	帯状疱疹後神経痛……… 114, 116, 230
寒け………………………………… 14	だるさ……………………………… 227
三叉神経痛……………………… 204	痰……………………………… 21, 24
子宮筋腫………………………… 202	血の道……………………………… 226
しびれ…………………… 117, 230	腸閉塞……………………………… 65
上気道炎………………………… 159	低体温………………………… 129, 232
掌蹠膿疱症………………… 51, 174	てんかん………………………… 149
小便不利………………………… 233	動悸………………………… 125, 131, 137
食中毒……………………………… 78	
食欲低下…………… 55, 129, 162, 216	な行
食欲不振…… 25, 111, 145, 211, 236	難聴……………………… 116, 192, 218
ショック状態…………………… 155	尿不利……………………………… 130

認知症	149
寝汗	25
熱症状	206
脳卒中	192
のぼせ	46, 69, 137, 225

は行

肺気腫	57
発汗	232
発熱	11, 158
鼻水	14, 18
冷え	129, 131, 146, 152, 161, 200, 227, 229
冷え症	15, 25, 55, 209
膝痛	122
ヒステリー発作	156, 157
非定型歯痛	203
皮膚潰瘍	139
疲労	109, 144
脾彎曲部症候群	241
頻尿	59, 211
不安障害	146
腹痛	16, 63, 78, 132
副鼻腔炎	121
腹満	62, 177, 188, 215
腹鳴	94
浮腫	233
不定愁訴	137
不妊	115
不眠	35
ふらつき	218
フラッシュバック	237
ベイカー嚢腫	235
片頭痛	34
便秘	62, 170, 177, 211, 215, 230, 242
膀胱炎	96, 201
ほてり	46, 50, 69, 115, 137, 208, 225

ま行

慢性胃炎	110
慢性肝炎	4, 110
慢性膀胱炎	201
耳鳴り	116, 192, 218
むくみ	122
めまい	46, 69, 131, 137, 142, 187, 218, 236, 240

や行

痒疹	49
腰痛	31, 161, 231

ら行

レイノー病	129

用語

あ行

瘀血 …… 97, 125, 149, 200, 203, 238
　——凝滞 …………………… 101
瘀熱 …………………………… 150

か行

肝鬱 …… 39, 55, 129, 130, 200, 203, 227
　——気滞 …………………… 238
肝気鬱結 …………… 77, 125, 128, 162
肝血虚 ………………………… 38
寒湿 …………………………… 229
寒証 …………………… 196, 227
癇証 …………………… 139, 143
肝腎陰虚 ……………… 207, 226
寒疝 …………………………… 241
肝脾不和 ……………………… 88
肝陽上亢 ……………………… 207
気鬱 …………………………… 109
気虚 …………………… 107, 117
気滞 ………………… 125, 200, 203
胸脇苦満 …… 21, 49, 78, 126, 162, 197
虚寒証 ………………………… 64
虚証 …… 15, 16, 145, 148, 196, 228, 231
虚熱 ………………… 26, 97, 119, 206
虚労 …………………………… 136

さ行

血虚 ………………… 97, 114, 117, 118
　——生風 …………………… 115
合病 …………………………… 215
直中の少陰 …………………… 12
四肢厥冷 ……………………… 155
四肢煩熱 ……………………… 223
実証 …………………… 148, 170
少陰証 ………………………… 231
少陰病 ………………………… 15
少陽病 ………………………… 17, 49
心下急 ………………………… 78
心下痞鞕 …… 70, 210, 211, 241, 243
真寒仮熱 ……………… 55, 209
津虚 …………………… 97, 119
腎虚 …………………………… 27
心血虚 ………………………… 38
心中懊憹 ……………………… 170
心中煩躁 ……………………… 100
腎著の病 ……………………… 59
水湿停滞 ……………………… 82
水滞 …………………… 46, 231
泄瀉 …………………………… 80
燥 ……………………………… 26

た行

太陽病 …………………………… 11, 15
痰飲 ……………………………… 120
胆寒 ……………………………… 40
中風 ……………………………… 13

な行

熱厥 ……………………………… 56, 129

は行

肺中冷 …………………………… 26, 57, 58
肺陰虚 …………………………… 119
煩躁 ……………………………… 60

脾胃虚 ………………… 109, 112, 210, 227
脾気虚 …………………………… 38, 111
腹満 ……………………………… 241
不寐 ……………………………… 35
併病 ……………………………… 213
奔豚 ……………………………… 156

や行

陽明病 …………………………… 170

ら行

裏寒 ……………………………… 80, 208, 210
裏急後重 ………………………… 88

【著者略歴】

織部　和宏（おりべ　かずひろ）

1947 年　大分県生まれ。
1973 年　神戸大学医学部卒業。神戸大学医学部附属病院放射線科医局入局。
1976 年　九州大学医学部温泉治療学研究所附属病院（九州大学病院別府先進医療センター）内科入局。放射線診断学を活かした膠原病やリウマチの治療研究に従事。外来医長・病棟医長を歴任。
1980 年　大分赤十字病院第二内科部長・九州大学医学部生体防御医学研究所講師を兼任。九州大学医学博士（シェーグレン病の膵病変）。
1986 年　織部内科クリニック（大分市）開院。
2002 年　織部塾開塾。後進の指導にあたる。
2012 年　日本東洋医学会奨励賞受賞。
2015 年　第 19 回東亜医学協会賞受賞。
現　在　大分大学医学部臨床教授を兼任。日本東洋医学会指導医・漢方専門医・代議員・元大分県部会会長。大分県医師会副会長。日本医師会代議員。
漢方歴　1989 〜 90 年、中医学を趙育松先生（ハルピン医大中医科講師）に師事。1992 年より日本漢方を山田光胤先生に師事中。
著　　書　『漢方事始め』（日本医学出版）、『吉益東洞先生はそうおっしゃいますが』（たにぐち書店）
共　　著　『漢方診療二頁の秘訣』（金原出版）、『名医と治す漢方辞典』（朝日新聞社）、『漢方治療の現場から』（たにぐち書店）、『漢方川柳い・ろ・は・に・ほ・へ・と』（協和メドインター）、『山田光胤先生からの口伝』（たにぐち書店）、季刊『活』皮膚科疾患（日本漢方医学研究所）
編・監修　『各科の西洋医学的難治例に対する漢方治療の試み』（たにぐち書店）、『各科領域から見た「冷え」と漢方治療』（たにぐち書店）、『重校薬徴の生薬解説』（たにぐち書店）、『有持桂里「方輿輗解説」』（たにぐち書店）

漢方診療ワザとコツ

2019年7月5日　　　第1版　第1刷発行

著　者　　織部　和宏
発行者　　井ノ上　匠
発行所　　東洋学術出版社

〒272-0021　千葉県市川市八幡2-16-15-405
販売部：電話 047（321）4428　FAX 047（321）4429
e-mail hanbai@chuui.co.jp
編集部：電話 047（335）6780　FAX 047（300）0565
e-mail henshu@chuui.co.jp
ホームページ　http://www.chuui.co.jp/

装幀──岡本　愛子
印刷・製本──モリモト印刷株式会社

◎定価はカバーに表示してあります　　◎落丁，乱丁本はお取り替えいたします
2019Printed in Japan©　　　　　　　ISBN 978 - 4 - 904224 - 65 - 6　C3047

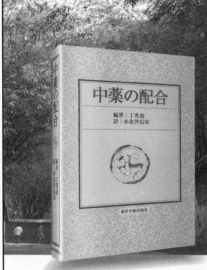

中薬の配合

老中医が語る、配合法則のすべて。

読んで味わう中医用薬の奥深さ。

著＝丁光迪・訳＝小金井信宏

A5判／並製／本文576頁／定価…5,400円＋税

- ◆ 著者は多年にわたる臨床経験・教育経験をもつ中国の名中医。
- ◆ 臨床効果を上げるために不可欠な中薬の配合法則について詳しく解説。
- ◆ 中薬理論を有効に臨床に結びつけるための知識がふんだんに盛り込まれている。
- ◆ 歴代の数多くの配合学説を整理・総括したうえで、著者自身の豊富な経験も紹介。
- ◆ どこから読み始めても味わい深く、中医学の真髄に触れることができる。
- ◆ 中国では中医薬系大学院生の必読書として増刷を重ねる名著。
- ◆ 中医薬学の基礎をある程度学んだ中・上級者に最適の一冊。

丁光迪（てい・こうてき）

1918年、中国江蘇省で中医師の家系に生まれる。17歳から父の丁謙吾氏について中医を学ぶ。20歳で独立、開業。南京中医学院で講師・教授・大学院（博士課程）の指導教官などを歴任。教科書の編纂に主編として参加。著書に『東垣学説論文集』『金元医学』『諸病源候論養生方導引法研究』など。臨床面でも時疫病・脾胃病・婦人病などの分野で功績がある。

中医学を学ぶための雑誌『中医臨床』（季刊）ますます面白く、実用的な内容になっています。

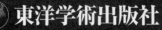 東洋学術出版社

販売部：〒272-0021 千葉県市川市八幡2-16-15-405 電話047-321-4428
フリーダイヤルFAX 0120-727-060 E-mail:hanbai@chuui.co.jp
ホームページ http://www.chuui.co.jp

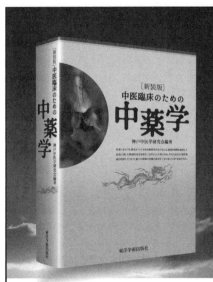

永久不変の輝きを放つ生薬の解説書。

1992年の刊行以来,20年にわたって入門者からベテランまで幅広い読者の支持を獲得してきた「神戸中医学研究会」の名著が,装いを新たに復刊。

[新装版] 中医臨床のための 中薬学

神戸中医学研究会編著

A5判・並製／696頁／本体 **7,800**円＋税

[本書の紹介]
煎じ薬,エキス剤にかかわらず,漢方を処方して確実かつ十分な治療効果をあげるには,薬性理論を把握したうえで,個々の生薬の効能と適用に熟知しておくことが欠かせない。
■総論■ 中薬の簡潔な歴史から始まり,薬物の治療効果と密接に関わる薬性理論(四気五味・昇降浮沈・帰経・有毒と無毒・配合・禁忌)を述べ,薬材の加工と薬効の改変に関連する炮製・剤型の具体的内容と意義を示し,さらに用量と用法を解説している。
■各論■ 薬物を主な効能にもとづいて章節に分類し,各章節に概説を付すとともに,それぞれの薬物について,さし絵を付し,[処方用名][基原][性味][帰経][効能と応用][用量][使用上の注意]を述べ,適宜に関連する「方剤例」を示している。

中医学を学ぶための雑誌『**中医臨床**』(季刊) ますます面白く,実用的な内容になっています。

 東洋学術出版社

販売部:〒272-0021 千葉県市川市八幡2-16-15-405 電話047-321-4428
フリーダイヤルFAX 0120-727-060　E-mail:hanbai@chuui.co.jp
ホームページ http://www.chuui.co.jp

中医学の魅力に触れ，実践する

[季刊] 中医臨床

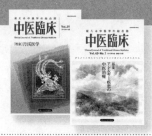

- ●定　　価　本体1,600円＋税（送料別）
- ●年間予約　本体1,600円＋税　4冊（送料共）
- ●3年予約　本体1,440円＋税　12冊（送料共）

●——中国の中医に学ぶ

現代中医学を形づくった老中医の経験を土台にして，中医学はいまも進化をつづけています。本場中国の経験豊富な中医師の臨床や研究から，最新の中国中医事情に至るまで，編集部独自の視点で情報をピックアップして紹介します。翻訳文献・インタビュー・取材記事・解説記事・ニュース……など，多彩な内容です。

●——古典の世界へ誘う

『内経』以来2千年にわたって連綿と続いてきた古典医学を高度に概括したものが現代中医学です。古典のなかには，再編成する過程でこぼれ落ちた智慧がたくさん残されています。しかし古典の世界は果てしなく広く，つかみどころがありません。そこで本誌では古典の世界へ誘う記事を随時企画しています。

●——湯液とエキス製剤を両輪に

中医弁証の力を余すところなく発揮するには，湯液治療を身につけることが欠かせません。病因病機を審らかにして治法を導き，ポイントを押さえて処方を自由に構成します。一方エキス剤であっても限定付ながら，弁証能力を向上させることで臨機応変な運用が可能になります。各種入門講座や臨床報告の記事などから弁証論治を実践するコツを学べます。

●——薬と針灸の基礎理論は共通

中医学は薬も針も共通の生理観・病理観にもとづいている点が特徴です。針灸の記事だからといって医師や薬剤師の方にとって無関係なのではなく，逆に薬の記事のなかに鍼灸師に役立つ情報が詰まっています。好評の長期連載「弁証論治トレーニング」では，共通の症例を針と薬の双方からコメンテーターが易しく解説しています。

ご注文はフリーダイヤルFAXで
0120-727-060

東洋学術出版社

〒272-0021　千葉県市川市八幡 2-16-15-405
電話：（047）321-4428
E-mail：hanbai@chuui.co.jp
URL：http://www.chuui.co.jp